病由心生

黄帝内经中的祛病心法

李桂英◎编著

上海科学普及出版社

图书在版编目（CIP）数据

病由心灭：黄帝内经中的祛病心法 / 李桂英编著. 上海：上海科学普及出版社, 2024. 11. -- ISBN 978-7-5427-8935-8

Ⅰ. R221-49

中国国家版本馆CIP数据核字第2024Z6Y276号

责任编辑：胡　伟

病由心灭：黄帝内经中的祛病心法

李桂英　编著

上海科学普及出版社出版发行

（上海中山北路832号　邮政编码200070）

http://www.pspsh.com

各地新华书店经销　三河市祥达印刷包装有限公司印刷

开本880 × 1230　1/32　印张6.5　字数100 000

2024年11月第1版　2024年11月第1次印刷

ISBN 978-7-5427-8935-8　定价：56.80元

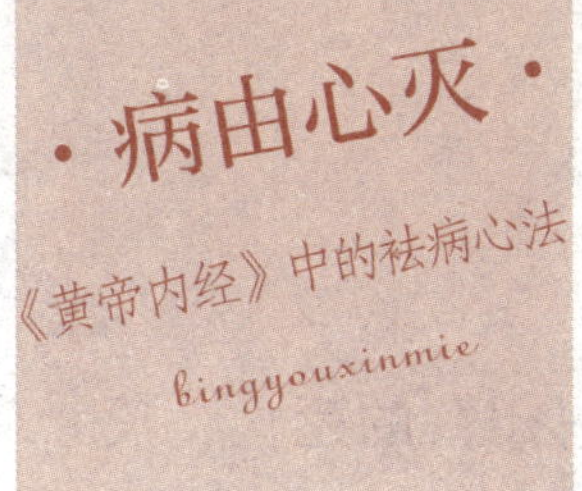

序

境由心生，病由心灭

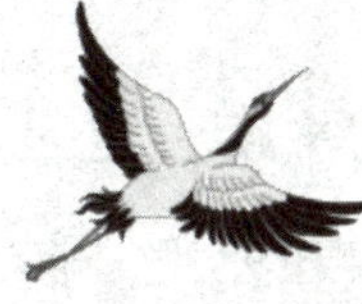

我们常说“境由心生”，对于一件不太好的事，如果心里认定后果是严重的，而事实上并非如此，那么结果可能也不会太好；相反，如果心里认定结果可能不会非常糟糕，那么结果真的可能是意料之外的。我这里所说的“心里认定”，其实就是一种意念。

意念是人内在精神的表现，它是一种神奇的力量，可以改变人的身体状态，影响人的精神世界。意念的正向应用，常产生心想事成的效果。从而成就一个人。庄子说“哀莫大于心死”，强调一个人最为悲哀的事是“思想”的死亡，反证了“想法”“意念”“信念”的无比重要性。如果我们重视意念的力量，并且有光明的、正确的方向，心存好的念头，并向好的方向努力，事情就会朝着好的方向发展。

生命内部的平衡，以及生命与环境的平衡，这是东方哲学对生命正常性的、最基本的认识和要求。所谓病弱，只是平衡被打破而已。人的意念在维护这一平衡的过程中起着强大的能动作用，它不但可以控制身体内部“气”的运行而主动地祛邪扶正，而且可以通过一定的程序和技巧与外部宇宙交换能量。这一神秘的意念是东方养生术的一个活眼，虽然我们至今尚无法破解它的原理。因而，在东方人的思维中，对于心志的宁静尤为关切，并创造了种种方法调整心态，目的就是把人的意念转向好的一面。

除了弄清楚事情的真相外，我们还要放宽心，带着好的心态去看待那些对我们来说结果或许并不是很乐观的事，这样还有希望得到好的结果。这与我在开头所说的“心里认定”有关。

其实，我们看到的外在世界都是内心的一种折射。你看见的必定也是你心中所想的，心里是怎么想的，表现出来的状态也就会是那个样子。所以，当生活中不好的事情扰乱我们内心的时候，当我们无力改变现实的时候，我们可以改变自己的心境，这样一来也许就能看到不同的景象。事实也确实如此，生活中总会有突如其来、纷繁复杂的事情打扰我们，我们在忍受的同时亦接受着考验——考验我们的心如何看待和处理问题。也许，没有人的肚量大到可以撑船的地步，这句古话只是用来捧人和自诩的，但是我们可以试着将眼光放远一点点，将心放宽一点点，就会得到不一样的结果。

境由心生，如果心境不好，多半会引发身心疾病，既然病能由心生，便也能由心灭。本书就是以病由心生为理论和事实，引领读者认识到“心”健康的重要性，避免过度的怒、喜、思、忧、恐，管好自己的情绪，使体内气机畅达，做到未雨绸缪，别让心病引发身体上的病症，拖垮整个人；更重要的是用具体的方法实实在在地帮助读者建立一种积极向上、充满阳光的心理环境，并在其滋养下生活得健康、快乐、有质量。这便是病由心灭。

最后祝读者朋友们安康！

李桂英

2024.9

目 录

第一章 人为什么会生病

第二章 病由心起，亦由心灭

第三章 请革新你的大脑思维

第四章 热爱生活，万事可化

第五章 心静则身安，让心静下来

第六章 情志调养祛病小方法

第七章 养心祛病禁忌

附录

第一章

人为什么会生病

百病生于气也，怒则气上，喜则气缓，悲则气消，恐则气下，寒则气收，炅则气泄，惊则气乱，劳则气耗，思则气结。

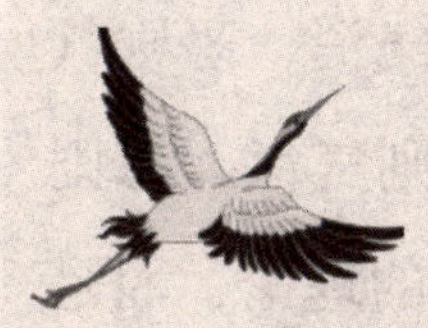

《黄帝内经》揭秘真相：百病生于气

我国知名健康专家万承奎教授，在受邀做客央视《人物周刊》节目时，谈保健语出惊人：人是被气死的。他说，人是感性动物，有七情六欲，喜、怒、忧、思、悲、恐、惊一生都要经历。高兴就要笑，不高兴就要哭，生起气来还要骂两句，这是人感情丰富的表现。假如人只有一种情志，这个人就不健康。一个人感情很丰富，该表现出来的时候就得表现出来，但是千万要记住：第一是不要过度；第二是过度了，但时间不要过长，要很快调整过来，这才是健康的。

对于生气伤身，《黄帝内经》早就讲得很清楚："百病生于气也，怒则气上，喜则气缓，悲则气消，恐则气下，寒则气收，炅则气泄，惊则气乱，劳则气耗，思则气结。"这里的"气"并不是多么玄奥高深的理论，而是源于日常生活。每个人多多少少都会有一点"小脾气"，也就是医学里面常说的"情志"，说白了就是你心中的非理智情绪的多寡。正常的喜、怒、忧、思、悲、恐、惊是不会导致疾病的，因为它在一个合理的范围之内。中医所谓的“阴阳平衡、五行制约”，换句话说就是所谓的一些小情绪是可以自我“消化”的，这个时候就不会对身体造成伤害。

相反，如果情志太过，那么可以用一个“淫”字来概括，也就是中医“六淫”之“淫”，是太过的意思。可以理解为情志的过度或偏激。比如范进中举，因为考了几十年都考不中，而这次应试及第，范进便喜不自胜，进入癫狂状态，导致一跤跌倒，牙关紧咬，不省人事。范进老丈人情急之下打了他一耳光，因为突然挨打，心中惊恐，狂病竟被治愈了。这是因为不同的情志之间有生克乘侮的关系，它们带来的气机的“流向”是不一样的，我们知道了其中的原理，就能知道应对的办法。

怒气太过，就会导致身体气机向上“窜”。老祖宗总结出来的即是：怒则气上。当我们爆怒的时候，伤到的是五脏中的肝，会影响肝气的疏泄，这类人肝火比较旺盛。肝火大或者说肝气太过是一种什么体验呢？这类人给人的感觉就是“老虎的屁股碰不得”。

因为他总是容易怒气冲天，像个顽皮的“小哪吒”，不受制约、不受管控。但是随之而来的很多症状也就不找自来了，因为“怒则气上”，身体的气机都汇集到头上来了，那么容易出现什么症状呢？比如，到了春季总是眩晕、头痛、血压增高，容易上火，情绪不稳，容易被激怒……因为肝气的升降需要一个合理的范围，一般来说肝气升发，胆气下降，如果肝气升发太过，最终导致肝火淤阻在上面降不下来，最终就形成了郁火。最常见的症状就是口苦、烦躁不安。

肝为“将军之官”，具有疏泄的作用，肝气行则诸脏之气行，而肝气行，五脏之气随之而行。而情志异常状态下，肝就变成了一个爱发怒的“将军”，肝木成了脱缰的“小野马”，肝气的升发不是一种正常的升发状态下带动全身阳气的生发之势，而是一种淤阻的状态下带来的郁火或虚火。

肝气怒火太多会“气上”，而惊恐扰肾则会“气下”。这让我想起一件事情：长沙一个 11 岁的男孩和同学去公园的“鬼屋”探险，此后一年多时间里，每天晚上都会做噩梦，并在噩梦中哭醒。

小孩子，尤其是那些性格比较内向的孩子，做父母的需要特别警惕，就是不要让孩子受到惊吓。因为孩子的心智尚未成熟，对事情分辨能力比较弱，无意中听到一些恐怖的鬼故事后，就会变得特别胆小怕事，甚至不敢出门。因为《黄帝内经》告诉我们“恐则气下”，五脏之中，肾为居下，所以无形当中损伤了孩子的肾气。

中国的成语里面，形容一个人被吓，会说他吓得“屁滚尿流”。这是因为中医认为“肾司二便”，恐惧会触及肾气。肾主固摄，肾气一虚，二便就固摄不住了，气陷于下，导致二便失禁。而肾又是人生长发育的原动力，孩子的肾气正处于由弱变强的过程，容不得过度干扰，需要小心呵护，如果伤到了肾气，留下童年阴影事小，而影响了孩子的生长发育，给身体留下祸端，可就是个大事儿了。

中医里讲，“肾藏精，主骨，为先天之本”。肾的这种功能对身形尚未长大、多种生理功能尚未成熟的小儿更为重要，它直接关系到小儿骨、脑、发、耳、齿的功能及形态，关乎生长发育和性功能成熟。因而临床多能见到肾精失充、骨骼改变的疾病，如小儿五迟、五软、解颅、遗尿、水肿等。

小孩子肾气未充，所以很多儿科的病，中医要以补肾入手。比如小儿遗尿，需要固肾气。古代小孩子发育不好，头发黄，钱乙发明了六味地黄丸，六味地黄丸是一种非常常见的补肾药，成年男子应该非常熟悉，但它最初其实是给小孩子补肾气用的。如果能够提早从精神、情志方面来预防这种过度情志导致的肾气虚损，且引导正确、健康的情志，就能够在一定程度上避免孩子口苦用药之难。

除了小孩外，成年人也会饱受“恐则气下”之苦，比如癌症患者、糖尿病患者普遍存在恐惧情绪，表现出情绪低落、沮丧，还可伴有倦怠乏力、睡眠障碍、性格改变、适应性差等，到了晚期还会出现记忆力下降、注意力难以集中的症状。因为糖尿病患者本身就是一个多尿的症状，中医临证也会有以调补肾气为主的方案。

再回到我们的现实生活中，很多人的确不是老死的，不是病死的，而是气死的。这些气，我把它们归为三类：“闲气”“怨气”和“闷气”，称为“三气”。这“三气”有违平和心，千万生不得。

闲气：生活中常有一些鸡毛蒜皮的小事，如家长里短的闲言碎语、同事之间的磕磕碰碰、亲人朋友之间的误会等，因为这些事生气就属于生闲气。既然是闲气，那就完全没必要。

怨气：老是拿自己和别人比，比钱、比房子、比车子、比职务、比孩子……比的结果是，钱不如别人的多，房子不如别人的大，车子不如别人的豪华，职务不如别人高，孩子不如别人的成绩好……比上不足，难免会生怨气，怨自己不如别人有本事，怨爱人不如别人懂进取，怨孩子不如别人家的孩子努力，把一个好好的家庭拖入了一个攀比的旋涡。这种攀比发展到一定程度，还会生出严重的嫉妒之心，而这嫉妒之心就是一幅毒性很大的毒药，伤人又伤己。所以说怨气是万万生不得的。

闷气：闷气最伤人，也最要不得。遇到不顺心的事，闷在心里，不愿意讲出来，或者找不到发泄口，闷气就会聚积在心中散不出去，对健康危害极大。特别是长时间地生闷气，还会引起疾病，尤其是心脑血管疾病和肿瘤。

其实大家都知道生气对健康不好，可有时就是控制不住那股火。我要说的是，既然生气避免不了，那就要学会生气。一次在给一个公司做培训时，我提到“学会生气”这个词，大家都觉得挺新鲜的。“学会生气”，其实就是告诉大家，如果没有控制好情绪，生了气，也一定要记得时间不能太长，及时调整过来。这和万教授的观点是一致的。怎么及时调整，我在后面的章节中会接着说。

“五志说”：情志致病为内因

人为什么会生病?《黄帝内经》说：“春秋冬夏，四时阴阳，生病起于过用，此为常也。”意思是说，自然界春夏秋冬的更替，四时阴阳的变化都有其常度，而若因为身心过用超限，即会损伤正气。比如说自然界的风、寒、暑、湿、燥、火，如果超越了非正常的界限，就会导致人体发病，尤其是在正气不足、抵抗力明显下降的时候，会影响人体的脏腑功能，包括心、肝、脾、肺、肾。

风、寒、暑、湿、燥、火也就是中医所讲的六种致病因素，即六淫。但从内因来讲，人生病最根本的原因在于透支了自己的身体，一方面表现在行为上，一方面表现在情志上。

从行为上讲，比如人需要适度运动，但不能疲惫过度。过度的劳作对人体不但无益，反而有害。《黄帝内经》中讲“五劳所伤”，即“久视伤血，久卧伤气，久坐伤肉，久立伤骨，久行伤筋”，都是在告诫人们某种行为过度均可导致疾病。有些人不顾身体状况，片面追求运动量，进行超负荷的有氧运动，导致猝死。

而当某种心理情志过于突出时，人也会生病。圣人为什么能成为圣人呢？是因为圣人遵循节度，能克制自己的贪欲，不会放纵自己的情感。然而，不是每个人都能成为圣人。我们在接触、认识外界事物时，本能地会对事物表现出一定的态度，并产生喜爱、厌恶、恐惧、愤怒、悲伤、不满、同情、失望等内心体验，即现代心理学中的心理情感过程。中医又将人的怒、喜、思、忧、恐归纳为五种最基本的情志。

中医将现代心理类疾病归纳为情志类疾病，如强迫症、自闭症、焦虑症、恐惧症等。这类疾病的主要特征是精神活动状态失常，比如敏感、烦躁、悲观、忧愁、悲伤、易怒、心情沉重、紧张、惊慌、惶惶不可终日等。自身负面情绪积聚会导致情志过度，影响气血阴阳平衡，造成脏腑功能的紊乱而发病。

（一）怒伤肝

《黄帝内经》指出："肝在志为怒。"当你生气时，面红目赤，青筋暴起，怒气冲天。所谓"怒则气逆"，当你生气时，你身体的整个气血都往头上涌，最直接的后果就是容易导致心脑血管爆裂，造成脑出血、脑血栓、心肌梗死等严重的后果。

如何来制约怒气呢？《黄帝内经》告诉我们："悲胜怒。"

有这样一个故事：在一个不富裕的家庭里，丈夫喜欢赌钱，妻子因丈夫输掉家里的房子而大怒，随后病倒在床。在多种治疗方法无效后，一位江湖郎中建议丈夫去山上采一块坚硬的石头，煮成汤喝。丈夫坚持煮石头四十九天，妻子看到丈夫的辛苦和执着，被感化了，从而潸然泪下，怒气也渐渐消了。最终虽然石头没有煮烂，但妻子的病却不药而愈。

还有一个故事，讲的是明朝有个叫杨贲亭的医生，也很善于以意治病，当时有个患白内障的人，性格暴躁，治病心切，天天举着镜子照看自己的眼睛好没好，可是换了好多医生，就是治不好，就找到了杨贲亭，杨诊完病对他说，你眼睛上的病是可以自愈的，但因为吃药太多了，药毒已经下注到左足，不久就会毒发，我很担心你啊！结果这个患者天天摸着自己的左足，为即将毒发感到悲伤，不知不觉，眼睛竟然好了，而且毒也没有发作。他觉得杨贲亭的话没有应验，就去质问他。杨贲亭说，你本来就性格急躁，每天持镜自照，心心念念都在眼睛上，火性上炎，眼睛怎么会好呢？所以我用这个方法让你情绪收敛、安静下来，而且关注点从上面的眼睛转移到下面的脚上，肝火自降，眼睛自然就好了。

金代医学家张从正精于《黄帝内经》中的情志相胜理论。他曾说："悲可以治怒，以怆恻苦楚之言感之。"所以经常爱发怒的人，不妨引导他看一些悲伤的剧情，用令人感动的语言感化他，来帮助他消除怒气；也可适当听一些悲伤的曲子或音乐，比如二泉映月可以帮助他平消怒气，抚平心情。

如果怒气不及时给予疏导，伤肝久了之后，就会压制在心中，久而久之则会形成抑郁，这就是中医里常说的肝气郁结，出现胸胁胀痛、善太息等症，有经验的人往往自备逍遥丸，生气之后吃点缓解一下。或者经常按揉一下太冲穴、行间穴、期门穴、膻中穴等穴位，帮助舒缓一下肝气。

（二）喜伤心

《黄帝内经》中指出："心在志为喜。"喜则气缓，过度的嬉笑使人精神不集中，以致心气涣散，甚则疯癫，如范进中举，就是过度高兴以致心气涣散而疯。《医学入门》指出："暴喜动心不能主血。"意思是过喜则使气血涣散，血行不畅。

"笑一笑，十年少。"高兴、愉悦的心情对人体是有益的，但突然的狂喜会导致心气涣散，心虚不能行血，出现心悸、心痛、精神障碍，甚至猝死。清代医学家喻昌写的《寓意草》里记载了这样一个事例：“昔有新贵人，马上扬扬得意，未及回寓，一笑而逝。”

《岳书传》中记载牛皋打败了金兀术，兴奋过度，大笑三声，突然一口气上不来，倒地身亡，这就是“笑死牛皋”的故事。我曾见一位母亲，年龄不大但患有心脏病。她的儿子留学日本，几年未见，突然在一次国家领导人访问日本的电视报道中，在欢迎人群中发现了儿子。她狂喜大叫：“那不是儿子吗？”欢喜过后，其已经稳定的心力衰竭突然加重，送到医院抢救无效死亡。这些都是“喜伤心”的典型例子。

保持一种喜悦的心态，最终目的是达到平心静气。欢乐开怀应该是一种轻松愉悦的心态，而不是阳亢无制后带来的大起大落，中医对事物的理解方式遵循“中庸之道”，具体调理时可以通过“恐胜喜”的手段来制约过度兴奋的状态。

金元时期医学家张从正所著《儒门事亲》中记载过这样一个医案：“庄先生者，治以喜乐之极而病者。庄切其脉，为之失声，佯曰：‘吾取药去’。数日更不来。病者悲泣，辞其亲友曰：‘处世不久矣。’庄知其将愈，慰之。诘其故，庄引《素问》曰：‘惧胜喜’。”意思是说一个人由于“过度高兴”而形成疾患，医生给他把了把脉，看过之后假装说“我去取药了”，便不辞而别，数日不归。这时，患者看医生也不来了，以为自己得了不治之症，和家人告别说：“恐怕我命不久矣，连医生都不来了。”其实，这个时候“恐胜喜”，患者因恐，“过喜”的病情已经向好的方面转归了。医生听说后，找到患者，把“恐胜喜”的诊疗思路告诉了他，他才知道按照这个思路，进行情志调节，后来病自然也就好了。

（三）思伤脾

《黄帝内经》中指出：“脾在志为思。”和发怒、狂喜不太一样，思虑好似一个静默的杀手，因为在情志的表现方面它并不外现，而是一种内敛的、不易察觉的伤害。而这种伤害往往危害极大。

中医认为，思则气结，指思虑劳神过度，导致气机郁结。一项有关过劳死的研究结果显示：新闻和IT等行业是我国过劳死人群的高发区。这里的过劳多数指脑力劳动，因为这些人大多是白领，体力消耗仅仅是一少部分。脑力过度劳累就是一种“思伤脾”“思则气结”的表现。

思伤脾也可以理解为由于怒气不能够正常疏导、消除，伤肝久了之后，肝木克脾土导致的一种抑郁之疾。思虑过度，容易引发脾胃系统的疾病，如脾胃胀满，消化不良。有的人表现为肚子胀，湿气重；有的人表现为面黄肌瘦、气血暗耗，尤其是对于高强度脑力工作者，如科研人员、高考学生等，吃不下饭的情况时有发生，严重者容易引起胃溃疡、十二指肠溃疡等消化性疾病。中医在调理的时候往往肝脾同调。

利用情志相胜理论，用怒胜思。思多是因为怒被压制了，长期没有了怒气，也就是“肝将军”不出来工作了，人也就没有了朝气。所以肝木被制约了，要请肝将军出马！金代医学家张从正说：“怒可以制思，以污辱欺罔之事触之。”

在《续名医娄案》中有一则医案：一个富人家的女性，因为每天想的事情太多，连续两年多睡不好觉，于是请张从正来看诊，诊断后发现患者脉缓，说明问题出在脾，脾主思虑，思虑太过伤到了脾。于是张从正就和她的丈夫商量，设法把她激怒。从此她的丈夫天天从家里拿钱，还喝得烂醉，这个女子深受刺激，在一次大怒之后，身体开始微微出汗，当天晚上就感到困乏，马上就安然入睡了，这一睡睡得相当沉、相当稳，后来饮食也正常了，睡眠情况也随之大大改善。

（四）悲伤肺

《黄帝内经》中指出："肺在志为忧。"过度忧悲容易意志消沉。《灵枢·本神》曰："忧愁者，气闭塞而不行。"悲忧过度容易得肺部系统的疾病，如胸闷、哮喘。中医认为，肺为相傅之官，主一身之气，悲忧则气消，容易造成免疫力下降，常患感冒。

《红楼梦》里的林黛玉整天哭哭啼啼，精神抑郁，这是因为过度悲伤，这种情况下"喜胜悲"之法是有效的，所以当他得知贾宝玉登门拜访之时，心里一乐，病情顿时缓解了大半。

张从正说："喜可以治悲，以谑浪亵狎之言娱之。"在《医苑典故趣拾》中有这样一则故事：清代有位巡按大人，郁郁寡欢，成天愁眉苦脸。家人特请名医诊治，当名医问完其病由后，按脉许久，竟诊断为"月经不调"。那位巡按大人听罢，嗤之以鼻，大笑不止，连连说道："我堂堂男子焉能'月经不调'，真是荒唐到了极点。"从此，每回忆及此事，就大笑一番，乐而不止。他并不知道这其实是医生在用情志疗法为其调理身心。

（五）恐伤肾

《黄帝内经》中指出："肾在志为恐。"前文曾提及小孩子受到惊吓而伤害肾气的例子。这里再列举一个"杯弓蛇影”的成语典故，说的是杜宣在县令家的宴会上，因为看到酒杯中映出的红色弓的影子，误以为是一条蛇，因此感到极度恐惧和疑虑，最终生病。后来，县令发现真相，解释了杯中“蛇”的真正来源，杜宣了解真相后，恐惧消失，病也很快痊愈了。

还有这样一则新闻：某青年和艾滋病患者接吻之后，总是怀疑自己染上了艾滋病，一直忧心忡忡，最后出现焦虑、失眠等症状，后来去医院咨询专家后才知道艾滋病病毒一般不会通过接吻传播，医生的话打消了他的疑虑，走出医院后，他顿时感觉心情好了，仿佛连天都变蓝了。所以，有的时候与其被恐惧情绪左右、影响生活，不如静下心来，通过多学习、多观察、多思考、多实践，用理性战胜恐惧。这也就是情志相胜法中的“思胜恐”。

不少人害怕疾病，往往是因为不了解事情的真相。这个时候就要启发他的智慧，让他了解客观事实，经过逻辑思考、判断，也就能够让恐惧的情绪减少很多。

是谁在主宰情志

现在很多人的情志容易被外物所主宰。很多人非常着迷于看手机，看手机俨然成了每日的“必修课”，且乐此不疲。有些人玩手机还喜欢戴着耳机，用耳过度，耗伤肾精，很多人却不自知；有些人打游戏能气得直摔手机，脾气又急又容易生气，很容易引动肝气上逆，导致气机逆乱，心气也为之所扰。

看一场电影会令人觉得愉悦，但连看两三场电影会扰动情志。当怒、喜、思、悲、恐在内心无数次地翻滚后，神就有点涣散了，有点乱了。

当我们对于看手机、看电影、看电视、打游戏等处于一种过度成瘾的状态时，必然会让我们的心神饱受折磨。经常可以看到这样的新闻：某某中学生，因为痴迷于手机游戏，父母把手机没收后，孩子竟然跳楼自尽……这是“玩物丧志”之后情绪疏于管理的表现，情志的极端化会导致躯体的异常，身心能量均处于一种很低的状态。正确的方法不是立刻收回手机，而是应该和孩子的内心世界建立合理的交流渠道，平稳孩子的情绪，然后再慢慢戒断手机。

凡是这种容易痴迷某种事物的人，其实是没有独立的自我，内心世界也是极度匮乏，很容易被人牵着鼻子走，一旦失去自己所“痴迷”的事物，轻则郁郁寡欢，重则寻死觅活。这样一来，情绪的疏导显得尤其重要。玩手机的孩子需要家长的疏导，而大部分情况下，尤其是成年人的情绪管理，更多的是自我疏导。

想要真正主宰自己的情志，应该做到“不以物喜，不以己悲”，学会做管理自己情志的“主人”，自己的心才是情志的真正主宰者。

想从根本上主宰自己的情志，就要做到神定，也就是让神志、心神不受干扰，这能够在无形当中提升自己的能量场。自己、家人、朋友、领导、同事等这种纷繁错杂的关系即是一张无形的大网，如果我们能够气血充足、流畅，安神定志，就能够在这个大网中找准自己的位置，对一切纷繁复杂的关系都能够从容应对，如果经常“失魂落魄”“魂不守舍”“心神不宁”，势必要出乱子。

经常听到有人自杀的新闻，最后结论往往把事情归咎于抑郁症，好像问题无解，进了死胡同。确实，严重的抑郁症很棘手，但情志异常要防微杜渐，要做自己情志的主人，就要学会捕捉身体的征兆，提早预防，做到未雨绸缪，就可以避免很多悲剧。

很多面临升学的孩子会出现种种心理问题。因学习成绩不佳造成心理落差，内疚自责、痛苦、无力、无助、无望，这个时候尤其需要和家人、朋友进行必要的沟通。家长也不要一味地关注孩子的成绩，更重要的是注重孩子的心理健康，和孩子保持交流的畅通，当孩子什么话都乐意和家长说，并且说出来也不觉得难为情的时候，你就能够体察孩子成长中的心理变化，及时地进行疏导，给予支持，让孩子的心神安定。

心神安定的孩子，没有心理问题笼罩的孩子，即使一时成绩不佳，未来也必然能够成事，担当大任，成为栋梁之材。这让我想到《黄帝内经·太素》中云："药有三种，上药养神，中药养性，下药疗病。"

所谓"上药养神"，就是要把握自己的精气神，让自己的精神处于一种最佳状态，是抵御疾病最好的良药。不要担心自己的养生妙招不够、知识储备不够，只要我们把握"养神"这个大方向，也就抓住了大健康的内核。

人生不如意十之八九，失败、失利、失误、误判等时常有之，也会导致情志的失衡、抑郁，内心的苦闷……而这些是每一个人都要面对的人生课题。如果面对人生的不如意，每个人都要哀而神伤，哭天喊地，甚至一蹶不振。如此这般的精神状态，是一定无法得到宝贵的健康的。

对于每个人来说，把握好自己的情志是一场人生必修课。在这个过程中，我们用药、外治或许都不那么好使。苦难的根源看似盘根错节，其实终归来自内心、来自自我。这时，内求远比外求来得快、来得准、来得稳。与其忙碌地看手机、刷视频，看别人的现场直播，不如关注一下自己当下的生活，将注意力集中于当下。让自己脚踏实地地生活，关心自己和家人。专注地品尝自己或家人做的饭菜，认真地体会走路时肢体的变化、身体感觉等，读一本好书，听一场音乐会，来一场说走就走的旅行……花更多的时间充盈自己的内心。

心烦意乱的时候，到大自然里走一走，哪怕只是在河边坐一会儿，看一看波光粼粼的河水，欣赏郁郁葱葱的树木，闻一闻芬芳娇艳的花儿，晒一晒温暖和煦的太阳，呼吸一下夹杂着泥土气息的新鲜空气，都是一种自我心理的疗愈。“行到水穷处，坐看云起时。”接近大自然，从繁忙的俗世抽离出来，给自己和家人一点时间。只要能有时间出来亲自走一走，接接地气，或许就能平复心情，安顿心神，忘却一些不快乐。

五脏与情志的神奇配属

人究竟有没有“魂魄”？这个看似十分玄奥的问题，其实中医经典《黄帝内经》早就告诉我们，“五藏者，合神气魂魄而藏之”，并且有“心藏神，肺藏魄，肝藏魂，脾藏意，肾藏志”的记载。简单来说，我们的魂魄和元神就藏在五脏之中。

首先，我们看一看心神。这里所谓的“神”，其实是一种自我领悟能力，具有主观色彩。有“神”就是有心之人，因为中医里面讲“心主神”。心为五脏六腑之大主，在五脏六腑中，心被称为是君王。心主神明，明君则身心安，昏君则身心危。

心神保养较好的人一般不会被人牵着鼻子走，也很少受到外界负能量的干扰和驱使。有句成语叫做“心领神会”，其实说的是心神体现在人对世界万事万物的理解、领悟的能力。有“神”的人必然是有大智慧的。

《素问·八正神明论》中有这么一段精彩的论述：“帝曰：‘何谓神？’岐伯曰：‘请言神。神乎神，耳不闻，目明心开而志先，慧然独悟，口弗能言，俱视独见，适若昏，昭然独明，若风吹云，故曰神。'" 这句话的意思就是不需听别人诉说，目见之后，便能了然明朗，如风吹残云般地昭然清楚，这就是神的作用。

学生学某个知识或技能，家长或老师如果能够一点就透，我们可以说其神被保养得不错。判断一个中医医生是否高明的一个重要手段就是看他会不会把脉，而实际上把脉就是一种有“神”的表现。《灵枢·邪气藏府病形》篇说：“按其脉，知其病，命曰神。”医生诊断疾病的高明技术，自然是领悟能力高的表现。

所谓“魂”，就由“肝”所主了。成语“魂不附体”“魂不守舍”，指极端惊慌，为情所感，不能自主，形容人因受到重大震惊而惊恐失态。

最近看到一则新闻：妈妈眼中的乖乖女，失恋后在野外流浪，独居山里，经常上衣不蔽体，像个疯子似的，整天游荡在郊外，神色恍惚，言语混乱。原来女子是被男朋友突然甩了，或许在人迹罕至的大山里，才能获得相对暂时的自由，不用面对外界的眼光与指责，也不必将心中巨大的痛苦化作言语与他人诉说。

道家把魂又分为“三魂”，即胎光、爽灵、幽精。而其中的幽精就和性有关，它掌管控制人体性腺、性器官、性取向、性爱等。成年以后幽精已经定型，很难改变，我们喜欢什么样类型的人，对哪类人会心动，或许在头脑中已经有一个较为固定的轮廓。要特别谨慎的是不要随意婚前同居，一定要看好了再确定关系。因为情爱出自魂之“幽精”，是精神享受，同时也是自我付出，如果对方人品不好，婚前交合了、同居了，反而是自己的运气被对方“偷”走了，最终拉低了自己的能量，爱情带来的很可能不是幸福，就如上面女子那样是很难走出来的一段痛苦经历。

中医说“肝藏魂”，所以要养护好肝，就安定了受惊扰的魂。《灵枢·本神》曰：“肝藏血，血舍魂。”肝的藏血功能正常，则魂有所舍。唐代医学家王冰说：“人静则血归于肝脏。”人在安静、不受打扰的时候，肝血得养。而当我们的“魂”受到惊扰的时候，其实肝血也就不能很好地被滋养。这时，大部分人都喜欢找个地方安静地待上一阵子，或过着闲云野鹤的生活，或远离人群，这些不失是解决问题的办法，但并非长久之计。

失恋的人大多神魂不得养，它首先带来的一个症状，中医叫做肝气郁结。就像《红楼梦》中的林妹妹那一样，就是典型的肝气郁结。还要用中医的办法疏肝理肝，比如逍遥丸、柴胡疏肝散等。

魂受到干扰后很容易失眠，这个时候要用一些本草来调理失眠，比如酸枣仁、阿胶等。还可以按揉安眠穴、神门穴。安静的时候，血归于肝，则魂得血养而不妄动。如果肝不藏血，魂失所镇，不能随神往来而见“梦寐恍惚、变幻游行”，就是一种病态。人的睡眠与肝魂有着密切关系。魂不能随神往来，不能与神相互呼应，神魂不得养，轻则出现多梦，重则醒时思维不能集中，出现“恍恍惚惚”，甚至产生各种幻觉，如幻视、幻闻、幻听、梦游的情况。

我们常常形容一个人的身体素质如何，用“体魄”这个词。和“魂”比起来，“魄”更强调身体的知觉、身体的素质。明代医学家张景岳说：“魄之为用，能动能作，痛痒由之而觉也。”虽然“体魄”依靠后天肢体的锻炼，但是人的体态、身形很大程度上是先天基因带来的。有的人生来柔弱，魄力就不佳，其实就适合做文化类的工作，多用脑力劳动，去丰富大众的内在精神；有的人生来身体就瓷实，四肢、骨架就比同龄人要健壮，而且从小到大都是如此，这类人就适合搞运动、搞体育。

学生时代，令我记忆犹新的一堂课是生物老师拿青蛙做活体实验，是为了验证一种叫做“搔扒反射”的理论。具体过程是：先用钢针从椎空捅进青蛙的脑袋，把大脑破坏了，这时候青蛙已经算死了，再把浸泡有浓硫酸的小纸片放到青蛙的肚子上，这时候已经死了的青蛙蹬动双腿，往下拨拉烧灼自己的纸片。现在想起来有点残忍，这类实验也是遭到了很多素食主义者的反对。但无论如何，这个实验告诉了我们：非条件反射是天生的，较低级，由脊髓产生，不用大脑参与，也就是典型的“魂去魄在”。实际上，所说的“魄”是一种不由自主的反应，由主观意识参与较少，而和躯体反应有密切的关系。

在运动的时候，首先要关注的就是呼气与吸气，其实就是在一呼一吸之间把握身体气血运行的节奏。中医认为“肺主呼吸，与体表皮毛相合，肺参与运动的整个过程。一方面，运动可以打开人体的肺气，打开身体的毛孔，促进排汗；另一方面，肺气的强弱、肺活量的大小，决定了运动的效果和体验。而当肺出现病变的时候，比如感冒了，一般就不能参加运动锻炼了。中医认为，感冒是风、寒、湿之外邪侵入，肺脏受邪所致，这个时候“魄”也是不安的。很多人感冒、发烧的时候，晚上的睡眠往往是一种睡不踏实的状况，睡眠比较浅，容易做梦，而且是做各种奇怪的梦，梦里是平日根本梦不到的东西。这就是由于“肺藏魄”，肺病而魄不安的表现。

安顿住我们的魄，最好的办法就是养好肺气。养护肺气的办法就是锻炼身体，提高免疫力，往往那些三天两头感冒的人，肺气一般消耗比较大，魄也就受到了惊扰。

而关于“脾藏意”和“神藏志”就比较好理解了。“心有所忆谓之意”，其意谓当人们偶有所忆，有某种设想或念头产生，但尚未做出决定者，称之为“意”。张景岳还说：“谓一念之生，心有所向而未定者，曰‘意’。”“意”和记忆的功能有关，它依赖于脾，脾的功能正常，气血生化旺盛，髓海充足，思维敏捷，则记忆能力强。

“意之所存谓之志”，意谓当意已定而不变，并决定将来以行动付诸实际者，称之为“志”。如果或定或转，或萌生退转的念头，便不得谓之志。清代医学家唐容川说：“志者，专意而不移也。我们常说某人“得志”了，实际上就是指已经决定的东西板上钉钉了。这个其实和肾气有关。比方说，一个人一旦考取功名，提拔重用，身体的肾气会处于上升的状态。毕竟，衣食住行都有处于啥也不缺的状态。好比“春风得意马蹄疾，一日看尽长安花”的那种感觉，因为得志呀！

肾精所化之神为志，当肾精充足，志化有源则旺盛；反之，肾精亏虚，化神不及，则志弱。所以古代的状元郎会趁着金榜题名时洞房花烛、娶妻生子。因为得志意味着肾气足，肾气充足更容易得志，这时候更容易利用强大的肾气繁衍后代。

心是本源，心病则身病

《素问·灵兰秘典论》说："心者，君主之官，神明出焉。"如果把人比作一个国家，那么，心是这个国家的"君主"。历史上的暴君大多没有好的结果。电影《封神第一部：朝歌风云》，其中主角的原型就是商纣王，根据多数史料的记载：其沉湎酒色、穷兵黩武、重刑厚敛、拒谏饰非，是与夏桀并称"桀纣"的典型暴君。其实，商纣王手下有众多忠心耿耿的贤臣，像比干、萁子都是非常有才干的人物，他的将士不可谓不剽悍、英勇，国家在他的统治之下也一度民丰物阜。但是，商纣王治理国家并不能有始有终、一以贯之，由于一系列"暴君"操作，把国家搞得民不聊生，最后落得个灭亡的下场。

当"人民"被迫服从而服从时，甚至成为奴役的对象时，国君就不是一个好的国君。如果国君"变坏了"，就如同一个人的心"坏掉"了，迟早要出问题的。这里的"心"，多注重了道德与修养，思想与行为，思绪与意念，乃至人整体的精神状态与境界。明代医学家张景岳云："心为五脏六腑之大主，而总统魂魄，并该赅意志。"

《黄帝内经》说："心者……精神之所合也。"这里把心当作产生精神的主体器官，人的思维和理性认识是由心的活动产生的。人体的脏腑、经络、形体及官窍各有不同的生理机能，但都必须在心神的主宰和调节之下分工合作，共同完成整体生命活动，所以中医把心称为"五脏六腑之大主"，心为君主之官。"心主神明"，实际上已经包含了心理活动的基本内容，其主要内容可分为以下几方面。

第一，进行思维。《灵枢·本神》将从"知物"到"处物"的整个思维过程，都归属于心的功能，并认为"怵惕思虑者则伤神"，故心为思虑的器官。

第二，贮存记忆。《灵枢·五色》说："神积于心，以知往今。"说明以往的经验是存记于心的。

第三，产生情感。《素问·阴阳应象大论》说："在声为笑，在变动为忧……在志为喜，喜伤心。"这些论述均说明情志活动也是由心主管的。

第四，统赅意志。意志过程是心理活动的一部分。《灵枢·本神》说："心有所忆谓之意，意之所存谓之志。"可见意志过程与心有关。

第五，关系梦寐。"心卧则梦"说明梦是心在睡眠状态下的一种特殊机能活动。《黄帝内经》认为梦事虽分脏腑阳，但要总系心肝两脏为主。多梦是心神活动不正常的一种表现。

第六，主管感知。《类经》说："是以耳之听，目之视，无不由乎心也。"说明视、听、嗅、触等感知觉亦属心的机能的一部分，心在感知中占有支配的地位，如果心不接收信息，则感知仍不能完成，故《灵枢·本神》说："所以任物者谓之心。"

心主管这么多事情，心稳就尤其重要。心稳了，才会有一种内在的力量支配全身，类似于那种"牵一发而动全身"的作用。如果心不能稳定下来，那么脏腑就会"形势大乱"，身体陷入一种混乱状态，百病由生。

养生先养心。自古以来，心宽的人百事顺达，气场强大。心宽，是一种气度，更是一种修养。越是艰难处，越是修心时。人生路上，每个人都会有一段难挨的岁月，充满了心酸和辛苦。心态放宽，波折的人生照样可以精彩不停。而如果"心有千千结"，不能做到心宽体胖，则会惹出很多事端，有时候甚至是送命。就拿《三国演义》里的周瑜来说，他本身是吴国非常受器重的干将，不仅武艺高强，并且还具有很高的文化修养，可以说是一个近乎完美的人。但他却有一个致命的缺点，就是心胸狭窄。对于一些事情有时过于斤斤计较。由于一系列的事件，他最终为此付出了生命的代价。

容不下别人的优秀，或不承认别人比自己能力强，就意味着不能客观地评价自己。以恕己之心恕人，以责人之心责己，就会心无杂念，远离烦恼。世界上最宽阔的是海洋，比海洋更宽阔的是天空，比天空更宽阔的是人的胸怀。人生在世，唯有心宽，才能包容他人，成全自己。

除了包容外，平素还应该修正直与诚实的品格，让自己成为一个坦荡荡的君子。宋朝的包拯是一位刚正不阿的清官，曾写诗自勉："清心为治本，直道是身谋。"他一生敢于犯颜直谏，不谋私利，执法如山，铁面无私，不徇私情，为民除害，成为百姓心中的"包青天"。正如所言，"君子坦荡荡，小人长戚戚。"一个有仁德的君子，守着正理，不做非分之事，所以心胸宽广，豁达开朗；无仁德的小人，则心存偏私，动辄考虑个人的私利，患得患失，心中充满了局促和忧愁。

当一个人的心血充盈时，心神比较安定明朗，此人十有八九是一个情绪稳定、乐观积极、做事专注的人，也就更容易长寿。《素问·上古天真论》曰："所以能年皆度百岁而动作不衰者，以其德全不危也。"意思是说，圣人之所以能够活百岁依然动作敏捷，是心灵高尚、厚德载物的缘故。

现代医学研究也证实心理因素对机体的健康有明显影响，仁慈、宽厚的人往往心胸豁达，性格开朗、乐观，所以机体的神经内分泌系统都处于最佳的调节水平，免疫功能也处于最佳。心理不健康的人则神经内分泌功能失调，免疫功能下降，其疾病的发病率明显偏高。美国密歇根大学调查研究中心经过长达14年的深入调查，对2700多人进行了跟踪研究，得出一个结论：那些乐于助人、善于与他人相处融洽的人，其预期寿命会显著延长；相反，那些心怀敌意、损人利己、难以和他人和睦相处的人，其死亡率比正常人要高出1.5倍。

《黄帝内经·素问·调经论》云："血气未并，五藏安定，邪客于形，洒淅起于毫毛，未入于经络也，故命曰神之微"。意思是说，神是我们身体各种活动与功能的主管，精神安和则百体和适，血脉周流，阳气温煦；我们的腠理周密，则风、寒、暑、湿等贼邪无从侵犯。首届国医大师裘沛然也提出过一个著名养生理论——"全神"，是指努力使自己的精神完美无缺，运用各种修心养性的方法，使自己的心态保持至善至美、恬淡宁静，也就是要"澄心息虑"。所以，让心神得以安养，不仅能够帮助我们专心致志地学习、工作，还能够帮助我们预防疾病，做到"尽天年而不早夭"。

心卧则梦，随神往来

梦，伴随睡眠来去，如影随形，不受时空限制，超越一切界限，不分高低贵贱、长幼男女，公平赋予世间每个人做梦的权利。梦是在睡眠中出现的一种特殊心理现象，亦属心理学所应研究的内容。人类变幻莫测的梦境，自古以来就引起了人们的重视，历代医学家都曾对做梦的机理进行了探讨，为我们留下了不少宝贵的论述，《黄帝内经》中并有专篇进行讨论。

《黄帝内经》认为，身体的疾病大致可以从梦境中找出端倪。比如《灵枢·淫邪发梦》中记载："厥气客于心，则梦见丘山烟火；客于肺，则梦飞扬，见金铁之奇物；客于肝，则梦山林树木；客于脾，则梦见丘陵大泽，坏屋风雨；客于肾，则梦临渊，没居水中；客于膀胱，则梦游行；客于胃，则梦饮食……""肝气盛则梦怒，肺气盛则梦恐惧、哭泣、飞扬，心气盛则梦善笑恐畏，脾气盛则梦歌乐、身体重不举，肾气盛则梦腰脊两解不属。"这可能是最早将身体疾病和梦境联系起来论述的中医记载。

中医的梦诊理论很多都是源自于此。若恐怖、痛苦、哭泣充满梦境，那可能是肺有热；若梦见只身在树林，无法找到出路，就提示肝可能有问题了。《归砚录》中记载一病例：有患者常夜梦白人持刀自割其头，不敢入睡，多方求治。医家沈鲁珍分析患者的梦境，认为梦白人为肺虚，用独参汤治疗，痊愈。《中医释梦辩论》中提到，肾阴不足，心肾不交，则会出现梦中惊醒；肝火上亢，则会梦见吵架、打仗；脾虚痰阻，则会梦见很多生活细节，但情景纷乱；肺失宣肃，则会梦见重物压身，憋闷不适；阴阳两虚，则有可能会梦见死人或熟人死亡等。

《黄帝内经》还认为，梦的出现与“魂”的活动关系最为密切。这是由于在觉醒的状态下，魂受神的指挥、控制而“随神往来”，而在睡眠时，神处于宁静状态，此时魂可不受神的制约而仍处于活动状态，因而表现为梦境这种特殊的心理活动。正由于睡梦与魂的关系极为密切，所以明代医学家张景岳说：“魂之为言，如梦寐恍惚变幻游行之境皆是也（《类经·藏象类》）。”唐容川《中西汇通医经精义·五脏所藏》亦说：“夜则魂归于肝而为寐，魂不安者梦多。”因此，梦多常认为是魂不宁。

人的一生中，大约有三分之一的时间是在睡梦中度过的。有的人一睁眼就是事，一闭眼就是梦，而且全不是好梦。睡得不好的人，活得也不好。精神上的痛苦往往被视为最大的痛苦，心神之累则是最大的劳累，做梦太多且做不了好梦的人，生活质量往往大打折扣。优质的睡眠会让人第二天感觉精力充沛、身心舒畅。可有些人睡眠往往不是那么美好，明明睡着了，身体却不消停，说梦话、梦游，或重复说同样的梦话，或整夜做梦，第二天还记忆犹新，或经常做噩梦吓得不敢睡觉，这都是身体心肾不交、心神不宁的表现。

做梦的体验，与气血的盈亏、身体的强弱有着千丝万缕的联系。而且，梦作为一种特殊的心理活动，其发生还常与外界因素的刺激有关。因此，中医学一般认为，梦幻纷起，多属于异常的生理和心理现象。如果男性经常梦里出现遗精现象，这就是一种伤到肾气的表现。梦遗与妄想不遂、劳心过度、恣情纵欲、饮食不节、湿热内蕴、阴虚火旺、肾虚不固等因素有关，需要从这些方面加以防治。清代《医学心悟》对梦遗有如下记载："梦而遗者，谓之遗精；不梦而遗者，谓之精滑。大抵有梦者，由于相火之强；不梦者，由于心肾之虚。然今人体薄，火旺者，十中之一；虚弱者，十中之九。予因以二丸分主之，一曰清心丸，泻火止遗之法也；一曰十补丸，大补气血。"

当然，大部分梦源于“日有所思，夜有所梦”。孔子日思周公之德，夜即梦之。圣人尚且如此，普通人更是因白天常常惦念的事情，在晚上就会做梦梦到。唐代诗人白居易因为思念已经离世的元稹，就梦到和他一起游玩的场景，正所谓“夜来携手梦同游，晨起盈巾泪莫收”。梦境是对现实精神活动的延续。因此，若有多梦或是有特殊的梦境，更应该反思现实问题，正视做梦的根源。正常的梦也并非都是严重的疾病，而是现实生活的一种“情景再现”，大可不必太过紧张焦虑，抽丝剥茧地调整日常生活中的心态，方能安然入梦、好人好梦、梦想成真。

第二章

病由心起，亦由心灭

恬淡虚无，真气从之，精神内守，病安从来。

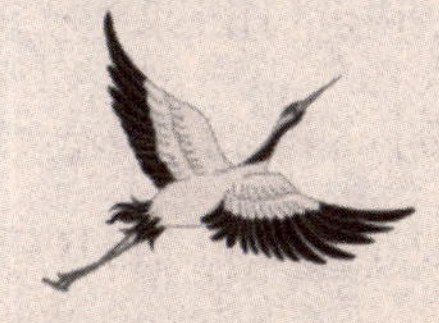

《黄帝内经》中人的五种气质

每个人的个性是在先天遗传、自然环境、社会家庭等各种因素交互影响下发展而成的。由于这些因素千差万别，对每个人的影响各不相同，因而每个人的人格具有独特性。比如：李逵有侠义、豪爽、粗暴的特质；诸葛亮具有忠诚的特质；韩信受胯下之辱，并不火冒三丈；鲁智深遭泼皮戏弄，马上大打出手；林黛玉多愁善感，整天郁闷哭泣；程咬金是个天不怕、地不怕的乐天派，最后因笑而死。同样是政治失意，道路难行，陆游乐观地吟出“山重水复疑无路，柳暗花明又一村”，阮籍却痛哭流涕：“北临太行道，失路将如何。”

每个人的气质各不相同，但是可以根据它们的某些主要特征是否相似，而分成若干不同的类别。古希腊医学家希波克拉底曾将人格分为四种：黄胆汁过多的胆汁质，其性情急躁、动作迅猛；血液过多的多血质，其性情活跃、动作灵敏；黏液多的黏液质，其性情冷静、动作迟缓；黑胆汁过多的抑郁质，其性情脆弱、动作迟钝。

俄国生理学家巴甫洛夫根据对动物及人的研究，也提出四种高级神经活动类型：兴奋、易怒难以控制的类型叫作“兴奋型”，相当于胆汁质；爱动而又行动迅速，一旦缺乏刺激就很快入睡或显得无精打采的类型，叫作“活泼型”，相当于多血质；庄重、行动迟缓而有惰性的类型，叫作“安静型”，相当于黏液质；接受不了强刺激，但有较高的感受性，胆小而神经质的类型，叫作“抑制(弱)型”，相当于抑郁质。他还指出纯粹的类型极少，一般都是混合型。

《黄帝内经》对于个性也有较精辟的论述。《灵枢·通天》指出：“余尝闻人有阴阳，何谓阴人？何谓阳人？盖有太阴之人，少阴之人，太阳之人，少阳之人，阴阳平和之人。”这五类气质的人，其中太阴对应水，即水形之人；少阴对应木，即木形之人；太阳对应火，即火形之人；少阳对应金，即金形之人；阴阳平和对应土，即土形之人。

五行学说是我国古代朴素的唯物主义观点与中医学相互结合的产物，是古人在“仰观天象，俯察地理”观物取象的基础上，触类旁通，将人与宇宙万物融合在一起，形成的有序、平衡、生机盎然的结构系统。五行在天为春、夏、秋、冬、长夏，在地为金、木、水、火、土，在脏为心、肝、脾、肺、肾，在腑为胃、小肠、大肠、膀胱、胆。五行是构成万事万物的基本要素，我们无时无刻不生活在五行之间。

五行人格理论指金、木、水、火、土五种性格，相生相克，既是传统文化，又通俗易懂，非常形象，不需要专门去记，只要我们能够联想起自然界的万事万物，做到“天人互参”，以天地自然之道把握人的性格，就很好理解了，也就比较容易运用和发挥了。

水形之人的性格就像水的特点：谦逊、居下、与世无争。在自然界的万物中，老子最钟爱水，并认为“上善若水”。这世上的大德上善就像水一样，滋润万物却不和万物争高，人和树木朝着高处攀爬生长，水却独自朝着河谷、坑洼的低处流淌。水，看似居于低位，却具备与世无争的谦卑之德，能承载、能包容；它看似柔弱，却具备百折不挠的柔德，反而具有滴水穿石、以柔克刚的品质。典型的水形之人具备水利万物而不争的品质，自古以来凡是那些崇尚自由，向往山水与田园生活，注重出世价值的人，大多具备水形之人的性格特征。出世，也不意味着要一辈子过着隐居的悠闲生活，毕竟像道家的创始人老子，也是有着“守藏室之史”（相当于现在的国家图书馆馆长一职）这样的职位，而且也正是由于管理王室典籍的这段工作经历，让老子的学识越来越丰富，也为后面完成著名的《道德经》打下了坚实的基础。真正的“出世”是一种心灵的出世，指的是能够在家庭、职场、社会中进退自如，收敛一颗好胜心，长养一颗平常心，收敛一颗忌妒心，长养一颗谦卑心，收敛一颗利自心，长养一颗利他心，收敛一颗分别心，长养一颗平等心……

如果水形之人青睐出世价值，那么木形之人会比较青睐入世的价值。因为《尚书·洪范》云：“木曰曲直。”如何理解“木曰曲直”呢？其实，只需要看一个大树，我们就能从它身上找到答案！大树，给人的第一印象就是挺拔笔直的躯干，以及弯弯曲曲的枝条上生长出来的片片叶子。这便是一棵树的特征，树干是向上生长的，是一种“直入云霄”的感觉，这恰如生命中的少年阶段，每天都要追赶太阳——好好学习、天天向上。就像古时候，很多读书人热衷的科举考试，渴望平步青云，建功立业。木形之人就像向上生长的大树一样，生命力很强，积极、正能量，很渴望功成名就，也会勤奋进取，滋滋不倦，任劳任怨；在性格方面比较有主见，独立性强，为人单纯正直，率性而为。这就是“木直”的特点。但是，有直就有曲，“木曲”的一面就好比大树那些歪曲生长的枝枝杈杈，这些分叉象征着通往成功道路上的艰难险阻，需要一件一件去克服，需要不断“修剪”一下和“自我否定”一番才能更好地生长。

在中医看来，木对应肝，而肝为“将军之官”。“将军”的性格需要有冲劲，是一种春天里阳气冲破寒冬阴气、阴霾束缚的向上伸展之力。所以，肝气疏通，情志调畅，人的身体才能平安。同时，要注意“曲”的一面，有时候“刚正”和“委婉”配合在一起，可能更容易被人接受，也更有益于身心健康。否则，太过刚硬、刚烈，引发暴怒的情绪，会伤害肝气，得不偿失。所以，木形之人要戒怒，避免情绪过激，敢于克己和忘我，用“曲线救国”的方式，反而会在处理人际关系时收获更佳的效果。

同样注重入世价值的还有火形之人。金形之人和水形之人一样，“出世价值”是他们的“菜”；土形之人则介于出世和入世之间，既看好出世，也向往入世。当然，五行人是《黄帝内经》对于不同气质的人的一个分类方法，五种性格或气质其实并不是一个截然分开的状态，有的人可能以木性为主，但可能又兼有其他四种类型的特点，所以这个分类仅仅是一个人气质的主要方面类似于某一行。实际上，木形之人仅仅是木形气质占据了主要方面，但有的木形之人也可以兼具水形之人的特征，又叫作水木形之人，外貌具有木形之人的面部特征和水形之人黑色、圆脸、大头，面部下颌骨宽阔，面部肌肉丰满，向两侧下颌部垂坠，面部表情多谦卑的面部特征，其人格特质融合了木形之人的人格特质和水形之人“智慧、擅掩饰”等人格特质。

因为后天的习得和实践，人的气质并不是一成不变的。例如，土形之人通常给人身材圆润的印象，土形之人中的成功人士可能既是一个成功的企业家，同时又能厚德载物、乐善好施，是一个不折不扣的慈善家。

当然，土形之人当中的失败者也比比皆是。电影《热辣滚烫》中，女主角乐盈在电影刚开始时确实展现了一个失败的形象，她身材圆润，不爱运动，不爱社交，生活方面处处忍让，做事情总是慢半拍，这个有点类似于比较失败的土形之人或水形之人。因为这个时候乐盈的特点就是肥胖，而且心胸也比较开阔，慷慨大方，不斤斤计较。比如，男朋友跟着别人跑了，她竟也强忍心结参加他们的婚宴；想都不想就把自己名下的房子过户给妹妹；在饭店工作，任劳任怨……这些都可以看出她具有土形之人或水形之人的特点。但不久之后，在屡次遭受生活方面的打击后，乐盈转变了生活观念，决定想要赢一把。她热爱拳击，通过不断练习拳击和参加训练，一定要让自己瘦起来，并且靠着惊人的毅力，每天坚持不懈地控制饮食、运动锻炼，成功减掉了一百多斤。这时，可以看到她属于土形之人或水形之人气质的一面就渐渐 减少了，而木形之人积极进取、火形之人活泼爱动的性格又占据了乐盈整体气质的主要方面。

所以，我们在看五行人的时候，首先不要认为哪种气质的一定就是好的，哪种气质的一定就是不好的。毕竟，五行人，五种类型，可以说各有成功，也各有失败。其次，看待五行人时，思维要灵活、易变，人的性格虽然具有一定的先天性、固定性，但不是一成不变的。《易经》告诉我们，世界万事万物都在变化之中，大脑的思路要随着时间的推移、地点的迁移而时常变换，不要搞一刀切，不要故步自封，否则就看不到事物的本来面目。

不同气质的人，情感、意志不同

《黄帝内经》不仅对气质的类型、不同类型人的心理特征做了系统的论证，还对不同气质的人的情感、意志、容易患什么样的疾病及如何进行治疗等都进行了细致的分析。

木形之人的性格像春天。随着徐徐的春风，草木开始萌芽，恢复了生机盎然的青绿之色，大自然一派欣欣向荣、蓬勃发展之象。木形之人的特点和春天的景象类似，就是一种积极进取、生机勃勃的状态，他们容易形成入世的人格，热衷于功名，渴望得到社会的承认，积极去建功立业。木形之人善于用脑，比较“有才”，对某项活动或某种事业有一定的或突出的才能，甚至有特殊的才干。但是，由于木形之人比较追求完美，往往会导致过犹不及，心灵比较脆弱，一旦受到伤害，又会变得敏感，负面情绪会比较重。

火形之人的性格像夏天。和夏天温暖向上的景象类似，火形之人热情乐观，开朗大度，精神饱满，遇事总会冲在最前方，积极性和活跃性在所有五行人格中是最显著的。由于他们待人懂得礼数，也由此而受到大家的尊敬。但他们有时候也由于太过冲动，失去理智，变得急躁，甚至与人发生争吵，做事不计较后果，反而得罪了人。火形之人具有“疢心”“见事明”“多虑”等特点。“疢心”，是指对客观事物理解敏捷，但是认识客观事物的程度比较肤浅，常常只了解事物的表面现象，而忽略对其本质及规律性的掌握。明代医学家张景岳认为，太阳之人“肌肌然”，就是指认识事物的“肤浅貌”。“见事明”，是指他们分析问题明快、敏捷。“多虑”，是说火形之人善于思考问题，但是却又往往对陌生的新鲜事物容易产生疑惑，导致举棋不定，有时错失良机。

土形之人有大地那样的性格。《易经》云：“地势坤，君子以厚德载物。”土地是种植粮食、孕育万物、受纳一切事物的地方。因此，土形之人往往是大肚能容，有包容性，乐观豁达，为人厚道，信守承诺，处事大度，懂得知恩图报，对待父母非常孝顺。在生活中哪怕自己吃亏，也不会去占别人的便宜，常常受到大家的信赖。土形之人的人格中具有“婉然从物”“亿万然”和“与时变化”的特点。“婉然从物”，是指他们认识客观事物时，能够通过保持内心的平和、宁静，从而与外物和谐共处，同时保持不与外界发生冲突的处世态度，从而达到一种圆融、和谐的生命状态。能够认识事物的本质。“亿万然”，是指他们比较勤奋好学。“与时变化”，是指他们的思维有较高的灵活性，能够随着客观形势的发展变化而随时改变自己的思想、观念和主张，能随机应变。张景岳在《类经》中注释说：“时移则事变，世更则俗易，惟圣人随世以为法，因时而制宜，故能阴能阳，能弱能强，随机动静，而与化推移也。”土形之人的缺点是外貌看起来笨拙，往往体型肥胖；思想不够活跃，冒险性和开拓性不强。

金形之人的性格有点像秋天。因为秋风扫落叶，一派肃降、冷酷的景象。那么，金形之人给人的第一印象就是表面看起来表情严肃、不苟言笑，实际上重视情义，朋友有事，定会竭尽所能地去帮助，是一个爱憎分明、疾恶如仇、做事果断的性格。志向坚定，自强不息；思维严谨、机智灵巧；重情义，讲信用；比较稳重、有组织能力。金形之人还具有“监监然”的特点。“监监然”，张志聪注释说：“如金之鉴而明察也。”意思是说，少阳之人认识客观事物时，像金子做的镜子一样，能清晰地反映客观事物的本来面貌，善于观察和认识客观事物。这种类型的人能力较强，容易当上一官半职，因而“自贵”；缺点是自尊心过强，喜欢以自我为中心，成功后骄傲自满，唯我独尊，刚愎自用。

水形之人有点像冬天，比较深沉，一般不往外显露，具有往低处流水的特点，所以能够滋润、向下。水形之人谦虚谨慎，不傲慢，品德较好，且善于向别人请教，所以也比较聪明。有的时候，水形之人善于把深沉延伸为内向不语，给人一种不开朗、闷骚的感觉，做事情让人猜不透，不能及时反馈内在想法反而会产生很多误会。有的时候，水形之人比较善于后发制人，同样具有“不务于时，动而后人”的缺点。就是说这类人认识客观事物时，不赶时髦，不轻易跟着时代的变迁而随时改变自己的思想、观念和主张，要看准形势变化的动向以后，才考虑确定自己的思想、观念主张和行动。“动而后人”，是说水形之人的动作、行为都是跟随在别人后面的，给人一种慢吞吞的感觉，但由于对客观事物的认知比较深刻，行动起来也会更加谨慎，而一旦成功之后就能够“后发制人”，而如果不慎失败了，则会被人诟以“拖沓懒散”“主动性不高”的字眼。

人最难以捉摸的问题就是看不清自己。通过这种分类方法，一方面能够帮助我们看清楚自己的性格，让自己充分认识自我，更好地顺从天地自然之道，去进行一番作为。另一方面，也可以通过五行人格的分析，了解其他人的特点，从而在社交时达到良好沟通的效果，利人利己。

不同体质的人，抗病能力不同

《灵枢·通天论》指出：“凡五人者，其态不同，其筋骨气血各不等。”即说不同类型的人，身体抵抗疾病的能力是不同的。不同体质的人，容易患哪种疾病是不一样的，并且疾病的调理和恢复方式也呈现出一定的差异性。

木形之人，又叫少阳之人。木形之人一般外表瘦直、色青，头面瘦长，耳长竖直，眉清秀，眼细长，鼻修直，唇红须清，腰瘦而圆，形体修长挺拔。根据中医藏象原理，肝脏属木，与胆相表里，与四时中春季相通应，升发过度则头面部气血过剩，表现为眼、耳、口、鼻、咽上火等症；木形之人多风气，通于肝，且善行数变，易引动肝风，体质偏颇的金形之人易患中风、高血压、失眠等症；木形之人具有多气少血、易思虑劳心、易阴虚等特点，表现为阴虚阳亢、上热下寒、上盛下虚等。风性轻扬，易袭阳位，表现为头痛、头晕目眩、视物模糊等症。肝属木，喜调达，主疏泄，其志为怒。故情志不调达的木形之人，会表现为焦虑、抑郁、脾气急躁、过度思虑担心等情志类疾病。

故而木形之人体质偏颇者，平素要注意戒怒、戒躁，多吃一些疏肝解郁之品，如玫瑰花茶、薄荷茶、陈皮茶等代茶饮。本草方面，适合选用柴胡、香附、郁金、当归、川芎、陈皮、枳壳等。穴位方面，适合多按揉一些疏肝理气的穴位，如太冲穴、行间穴、三阴交穴、蠡沟穴、章门穴、期门穴等。

火形之人又叫太阳之人，头顶尖，鼻头尖，下颚尖，具有皮肤发红、发赤或古铜色，脊背宽广而肌肉丰满，头小、瘦削等外貌特点。火形之人心火旺盛，两阳相加最易患热病。另外，要防阴虚诸病，在夏天要心境平和，因为盛夏炎热之气乃是火热之气所化，暑为阳邪，最容易伤害阴津，使得心气受损。所以，火形之人一方面要注意防暑降温；另一方面又要让体内阳气充分宣泄，不可贪图空调和冷饮。

火形之人体质偏颇的人群，平素的养生宜养成静若止水的心性，切勿急躁发怒，正如俗语所云：心静自然凉。适合多听一些舒缓、让人安静的轻音乐或中国古典音乐，比如《二泉映月》《高山流水》《汉宫秋月》；适合吃一些莲子粥、荷叶粥、红豆粥等。本草方面，用莲子、栀子、竹叶等清心火；用金银花、菊花、桑叶等疏散风热；用生脉饮补养，预防气阴两虚；用天王补心丹滋阴清热、养血安神。但对于虚劳导致火衰者，应注意慎用寒凉，用生姜、干姜、桂枝、肉桂等补充阳气。穴位方面，可以多按揉一些养心安神的穴位，比如神门穴、内关穴、安眠穴、百会穴、心俞穴、胆俞穴、三阴交穴、四神聪穴等。

金形之人又叫太阴之人。外貌方面，金形之人皮肤白皙，面、耳、口、鼻、肩、手、足皆白色，眉目清秀，唇齿得配，腰腹正圆，指掌端方，身材匀称，腹部扁平，足跟厚硬，全身骨轻。在季节耐受度方面，容易耐受秋冬寒凉之气，不易耐受春夏温热之气。明代医学家张景岳认为是由于金的“喜寒而畏火”的性质，故金形之人耐秋冬不耐春夏。秉燥金之气，故体质偏颇的金形之人易患肺系疾病，尤以燥热性疾病为多，如咳嗽、哮喘、便秘、消渴等症。燥易灼津，故又常患阴津不足之症。所以在干燥的季节要注意补充水分，养护阴津。

对于金形体质偏颇的人群，要注意调理肺气。一方面注意避免耗气伤津，多吃一些润燥的百合、梨子、枇杷、石斛、白萝卜、银耳等；另一方面要及时增添抵抗力，预防感冒、咳嗽等肺系疾病。穴位方面，常按揉大椎穴、膏肓穴、肺俞穴、太渊穴、合谷穴等。

水形之人，又叫太阴之人。水形之人通常表现为体型偏胖，脑门和两腮比常人稍宽，性格沉静内向。他们阴气多、阳气少，阴多则血浓浊，卫气运行不畅，阴阳不调和，因此筋脉弛缓而皮厚。

体质偏颇的水形之人易患生殖系统、泌尿系统的疾病，如肾虚、腰膝酸软、眼袋水肿、脱发、耳鸣、白带增多、尿道炎等。水形之人平素养生应注意温阳散寒、养阴润燥，以达到身心健康的目的。饮食上宜适量食用黑芝麻、黑米、黑豆、核桃、山药、羊肉等助于补肾益精的食物。保持饮食规律，有助于控制体重、预防肥胖相关疾病。穴位方面，多按揉强健肾气的涌泉穴、太溪穴、然谷穴、肾俞穴、复溜穴、腰阳关穴等穴位。

土形之人，又叫阴阳平和之人，大多气血充足，脾胃旺盛，一般不会出现偏热或偏寒的两个极端；但容易出现受纳、腐熟过亢，易消谷善饥，所以大腹便便。如果脾土过盛，则易“乘水”或者“侮木”。若土克水，脾气过旺则肾气相对较弱，这类土形之人往往体形虚胖，一定程度上具有湿气大，又带一些阳虚体质的特点。若木克土，则容易使脾胃功能失调，身体有一定的气机郁结征兆，出现消化不良，或泄泻，或便秘等症状。土形之人性情平和，不易患情志方面疾病。但脾在志为思，易出现过度思虑、健忘等症，应该适当运动四肢，加强脾胃的消化功能，遇到不顺当的事情可以适当发脾气宣泄一下，从而达到克制忧思的目的。穴位方面可以取调理脾胃的足三里穴、中脘穴、天枢穴、大横穴、上巨虚穴、下巨虚穴、公孙穴、太白穴等。

总之，不同的体质，使用不同的方法，通过情志、饮食、本草、穴位等方面管理自己的身体，就能有针对性地起到改善体质、防病祛疾的作用。

精神内守，病安从来

中医和中国传统文化都认为形神一体，形与神相互依附，不可分离。形是神的藏舍之处，神是形的生命体现，有形才能有神，形具而神生，形健则神旺。《吕氏春秋·尽数》曰："精气之集也，必有入也。"就是说，精气不能独立存在，必须有所寄托，有所承载。嵇康《养生论》说："形恃神以立，神须形以存。"

先秦时期道家学说的创始人老子提出"长生"，庄子提出"养生"，并且他们都十分强调"神"的内在主宰作用。庄子在《刻意》中主张"纯素之道，唯神是守；守而勿失，与神为一"。到汉武帝时期出现了刘安创作的《淮南子》一书。该书首篇《原道训》中提出"以神为主者，形从而利；以形为制者，神从而害"的观点，进而提出了以养神为主的养生原则。养生实际上是要养成良好的生活方式并保持良好的心理状态。

作为中国养生理论奠基作的《黄帝内经》也注意到

了形神之间的辩证关系，主张“形神兼顾”；在具体排定“养神”与“养形”的轻重位置时，又观点鲜明地提出了“失神者死，得神者生”的口号，主张“养神为先”。前面章节中和大家说过“怒伤肝、喜伤心、忧伤肺、思伤脾、恐伤肾”，一个人如果心态不能平和，过度地喜、怒、忧、思、恐必定会造成内脏的不和，从而改变气血运行的正常，如此又怎么会无病呢？老祖宗早就注意到了人体内存在一种自然的抗病能力，它在疾病的发展过程中起着决定作用。这就是通过平和心态、调养精神，守护内在能量不受干扰，从而达到一种“正气内存，邪不可干”的状态。反过来，如果说人体正气盛、体健，则能抗拒外邪的入侵，同时可使“精神内守”，调节和稳定机体内在的阴阳平衡。

健康长寿的关键在“精神安乎形”，养生的首务在于养神，实现形神合一，形神一体。所以，《吕氏春秋·尽数》说：“圣人察阴阳之宜，辨万物之利以便生，故精神安乎形，而年寿得长焉。”《庄子·列御寇》云：“圣人安其所安，不安其所不安；众人安其所不安，不安其所安。”这就是说，明智的人要把自己的心安住在它所应该安住的地方；恰恰相反，世俗之众人往往是把心安住在它所不应该安住的地方。通俗来讲，明智之人是操该操的心，不操不该操的心；世俗之人恰恰是操不该操的心，不操该操的心。如何使“众人”成为“圣人”以“安其所安，不安其所不安”，这的确是值得深思的大问题。日常生活中，又可以使用哪些方法帮助我们养神、调心，安顿好内在精神呢？

文学可以帮助我们打开精神之门，开启我们心灵的触觉。读书的时候，如果能够达到一种可意会而不可言传的状态，那么这个时候精神是向守的，因为一走神就读不下去了。中国传统文化特别注重凝练内在生命力，这样自然要求将“神”放在优先考虑的位置上，古典的养生文化是这样，古代的文学艺术更是如此。以古代诗歌艺术为例来说，魏晋以后出现的各种诗论就十分推崇“神似”。比如，南宋诗论家严羽创作的诗歌理论著作《沧浪诗话》中就说：“诗之极致有一，曰入神。诗而入神，至矣，尽矣，蔑以加矣。”诗歌艺术中的上述观点，显然与中国养生理论强调“养神为先”的见解有着相同的文化基因，实际上也在提醒我们，专注于古典书籍，用沉浸式阅读的方式就可以让我们精神内守、正气存内，而正气能够存内，邪就不可干了。

学会欣赏音乐也是抒发情怀、内养精神的方式。音乐可以适当地表达、释放不良情绪，有助于身心的健康。《白虎通·礼乐》中有“调和五声以养万物”的论述，说明了我国古人已经对声音的作用有所了解。不同的乐器、音调搭配在一起，形成节律，令人节制、有礼仪，逐渐形成“发乎情，止乎礼”的和谐。中国古典音乐追求清、静、淡、远的意境，与中医学提倡顺应自然“恬淡虚无”的法则吻合。古人将宫、商、角、徵、羽五音调和人体的心、肝、脾、肺、肾五脏相互对应，认识到五音六律对养生、保健、治病的作用。在聆听的过程中，让曲调、情志、脏气共鸣互动，达到动荡血脉、通畅精神和心脉的作用。

良好的睡眠也是一种精神内守、减少内耗的方法。失眠会导致精神外散，不能够精神内守，且会暗自消耗人的能量。有的人失眠之后强制性支撑着自己，又投入繁忙的工作中去，从表面看似能量饱满，实际上内在的能量已经在暗自损耗了。偶尔一次失眠还算好，问题不大，身体会在下一次休息、睡觉时自动调节，但如果较长一段时间处于特别劳累并且得不到休息的状态，即使没有生病，也会显得衰老很多。睡眠障碍可导致自主神经功能紊乱，增加抑郁症、高血压病、冠心病、脑卒中等疾病的发生风险。一项针对睡眠与脑卒中相关性的研究表明，有三分之一的脑卒中患者在发病前就存在不同程度的睡眠障碍，而其中不少人睡眠的质量出现了问题，主要表现在入睡困难、睡眠维持困难，并引起白天不适，如出现无力、疲劳、精神不集中、情绪不稳定、易怒等症状。很多抑郁症的患者前期的第一个症状就是失眠，然后经过一段时间的失眠，会有一定的焦虑症，焦虑症之后，慢慢地就演变成了抑郁症。

睡觉应先“睡心”再“睡眠”，睡前静心，减少思虑，是实现好睡眠的基本要求。同时，睡前不宜过饱，《黄帝内经》有言“胃不和则卧不安”，不少人有这种体会：晚上少吃一点，夜里睡眠能更稳一些。饮食过饱影响休息，晚上这一餐要吃少；不仅如此，还要学会清淡饮食，少吃油腻、辛辣、寒凉的食物，否则容易出现腹胀、嗳气、反酸等症状，会使人心烦难眠；若勉强入睡，可能会做噩梦，并且晨起后可能会感到疲惫。

像打坐、站桩、写书法、练太极拳、散步、旅行等活动要积极培养起来，让自己白天活动丰富起来，有些人生物钟紊乱，白天睡大觉，到了晚上就很兴奋，这种生活习惯如果不纠正的话，晚上睡眠的质量就会越来越差。

国学大师南怀瑾在书中多次提到一个精神内守的方法，就是在晨起一阳来复的时候打坐或者练功。这时候关键是要把男女的欲念收起，练功的方式因人而异，无论是腹式呼吸还是打坐、深蹲都可以。核心是要让阳气在体内运行，不要被外物消耗掉。所谓腹式呼吸，也是瑜伽呼吸法的一种，腹式呼吸法可分为顺呼吸和逆呼吸。当吸气的时候，腹部渐渐隆起，呼气时腹部渐渐缩回，这种呼吸方式叫作顺腹式呼吸，是练习调息时常用的方式。在吸气时，隔膜下降，把腹内脏器向下推，腹部即向前膨出；呼气时，隔膜上升，恢复原来位置，腹内脏器上升，腹部即缩回。它不仅可以加大肺的换气量，而且对腹腔内脏起到按摩作用，通过上下往复运动，可加强斡旋中气。在感觉舒服的前提下，尽量吸得越深越好，呼气时再将肚子收缩。

逆腹式呼吸与顺腹式呼吸相反，即吸气时轻轻收缩腹肌，呼气时再将它放松。逆腹式呼吸又叫丹田控制呼吸（横膈膜逆式呼吸），是借助口、鼻呼吸，以意念、拳势为导引，结合放松的气功态。吸气时用鼻子闻花一样的轻轻吸气，紧缩会阴，胸部自然膨胀，腹部自然收缩；呼气时，用鼻子呼出去，小腹鼓鼓胀起，会阴放松。这种呼吸方法可以锻炼、保养经络枢纽（丹田），是修习道家内丹的人常用的一种呼吸方法，但这个呼吸方法不是说说就能学会的，必须经过长期练习才能运用自如，建议初学者先练习顺腹式呼吸，再修炼心神，减少妄念，然后修习逆腹式呼吸，并觉察到其中的奥妙。如果练习时急功近利，没有内在的神养为基础，仅仅追求外在的动作，那么反而危害健康，不如不练习。

中医认为，精是维持生命活动的精微物质，神具有统帅情志的作用。精强则神旺，神旺则精守，二者相互促进，则健康无病。精神内守是健康调摄的重要环节，只有精神健旺，身体适应外界环境和抵抗疾病的能力才能增强，才能更好地起到抵御疾病的作用。

管理情绪，拒病于门外

现代社会是一个竞争激烈的社会，竞争压力是现代人不得不面临的一个问题。不少人自身的精神压力越来越大，各种不良情绪也在侵蚀着不安分的肉体。身心失衡的现代人无时无刻不在这种红尘中摸爬滚打，心理上承受着各种各样痛苦的考验，身体上也发生着各种各样的病变。

中医把情绪归为“七情”，即喜、怒、忧、思、悲、恐、惊。这七种情绪变化属于正常的精神活动，本身并不会致病。但如果情绪波动剧烈或持续过久则影响人体的生理功能，导致气血阴阳失调、脏腑功能紊乱而发生疾病。

比如说抑郁症，就不是一种单纯的生物学疾病，其发生与社会心理因素有着密切关系。抑郁症是个慢性病，不像感冒用不了几天就自愈了，它的形成是情绪长期积累的过程，所以调理起来也需要慢功夫。而且，在调理的过程中会反复，如离婚、工作压力、人际关系紧张等都会加重、诱发抑郁症或使其复发。从中医脏腑角度而言，心主宰人体一切精神心理活动；肝调畅气机；脾主思，在志为意。因此在中医看来，抑郁症与五脏都具有一定的关系。有的患者是肝气郁滞，表现为心情低落，易叹气，胸胁胀满、胀痛，不思饮食，易呃逆，这种情况可以在医师指导下使用小柴胡汤或柴胡疏肝散。有的患者是气郁化火、痰气郁结，表现为烦躁易怒，口干口苦，便秘或者胸中满闷不适，咽喉中如有物，咽不下也吐不出，头重如裹等，这种情况可以在医师指导下使用加味逍遥散或越鞠二陈丸。病程较长或者迁延反复的抑郁症中，心神失养、心脾两虚为常见证型，典型症状有情绪低落、对任何事情提不起兴趣、疲惫无力、不思饮食等，这个时候需要补心血，养脾健脾；当然还有一些抑郁症和肾气虚有关，就需要用补肾的方法去调理。

除中药的调理方法外，其实“心病”还需“心药”医。这才是根本。毕竟，人们在为自己糟糕的心情找着各种理由，怨家庭、怨社会，怨自己周围的人……却不善于从自身的情绪管理角度入手寻找答案。每个人都有自己的思想，但其基本的规律却是相同的。只要认知这些规律，并且因势利导，那么拥有一个快乐的心情是一件“难者不会，会者不难”的事情。我们看一看古人是通过情志治病的，其中势必又有一些规律有章可循。

元代学者戴良的《九灵山房集》记载了这样一则医案：

一女子病不食，面壁卧者且半载，医告术穷。翁诊之，肝脉弦出左口，曰：“此思男子不得，气结于脾故耳！”叩之，则许嫁丈夫入两广且五年。翁谓其父曰：“是病惟怒或解。盖怒之气击而属木，故能冲其脾土之结，今第触之使怒耳。”父以为不然。翁入而掌其面者三，责以不当有外思。女子号泣大怒，怒已进食。翁复潜谓其父曰：“思气虽解，然必得喜，则庶不再结”。乃诈以夫有书，旦夕且归，后三月，夫果归而病不作。

《素问·阴阳应象大论》提出，“怒伤肝，悲胜怒”“喜伤心，恐胜喜”“思伤脾，怒胜思”“忧伤肺，喜胜忧”“恐伤肾，思胜恐”。情志之病，还需运用情志疗法以情胜情。前述医案中就采用了以情胜情的疗法，即七情中某一种情绪过度，就用和这种情绪相克的情绪去制约缓解。所以，情绪的管理需要明白适度的道理，不要让喜、怒、忧、思、悲、恐、惊太过或不及，过与不及都会导致心理或躯体异常。

除了情志疗法外，在管理情绪的时候，我们还应该尽可能地修炼自己的内在境界，让自己拥有一颗平常心、一颗清净心、一颗看破生死之心。

孔子能够身处乱世而不惊，面对困境而从容，与他提倡的“中庸之道”不无关系。所谓平常心，就是一种“中庸之道”，它能够在遇到突发事件时不慌不忙、不偏不倚，保持内心的平和、稳定。一次，弟子颜回请教如何应对他人恶言相向，孔子淡然一笑，曰：“躬自厚而薄责于人，则远怨矣。”这一教诲如同一剂良药，让世人学会宽恕待人，自我反思，从而有效调控情绪，减少冲突。

生死是每个人都必须面临的终极问题。面对生死，如果能够顺其自然、安其所安，就能悟破生死，保持一颗超脱的心灵。《庄子·养生主》记载：老聃死，秦失吊之，三号而出。弟子曰：“非夫子之友邪？”曰：“然。”“然则吊焉若此，可乎？”曰：“然。始也，吾以为其人也，而今非也。向吾人而吊焉，有老者哭之，如哭其子；少者哭之，如哭其母。彼其所以会之，必有不蕲言而言，不蕲哭而哭者。是遁天倍情，忘其所受，古者谓之遁天之刑。适来，夫子时也；适去，夫子顺也。安时而处顺，哀乐不能入也，古者谓是帝之县解。”

所谓的“安时而处顺，哀乐不能入也”，就是说人来到人世间是在该来的时候自然而然地到来，离开人世间也是在该去的时候自然而然地离去。面对生死，都是自然而然的，自然而然地生，自然而然地死。来于该来，去于该去；来也自然，去也自然。既然都是自然而然的，不可改变的，无可奈何的，所以对老聃的生与死，就自然没有什么乐，也没有什么哀。超越了生与死，也就没有了哀与乐。

我们提升认知境界，就可以更好地帮助我们管理情绪，面对生活中种种难题能够从容不迫、泰然自若。当我们逐渐提升自己的眼界和维度时，就能够实现降维打击，轻松化解不良情绪。小时候，我们往往很容易看不惯这个，看不惯那个，这个人怎么这样，那个人怎么那样，难以理解。但随着年龄的增长、阅历的丰富，当我们对这个世界的认知和理解越来越深刻后，就会发现，芸芸众生都有情绪的黑洞。如何不被这些不良的情绪所左右呢？这时不仅需要中医里一些实用的小方法、小妙招，也需要从以儒释道为代表的传统文化的经典当中汲取营养，关注品格修养和认知境界的提升，这个修己的过程虽然比较漫长，但一旦迈出了自我改变的一小步，就能在管理自我情绪的道路上成功一大步。

第三章

请革新你的大脑思维

外不劳形于事，内无思想之患。以恬愉为务，以自得为功，形体不弊，精神不散，亦可以百数。

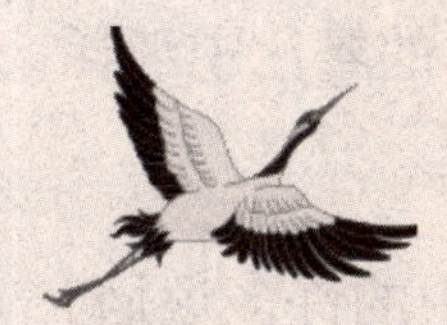

首先转变生活理念

如果生活中找不到快乐，那么就是你该转换生活理念的时候了。因为快乐是健康生活的源泉，是一种永远不会过时的生活理念。当我们不快乐的时候，就要注意了，要注意什么呢？要积极转变自己的思维，快乐就会不请自来。如果一个人的情绪总是轻松愉快的，那么就能够保持一种“虚怀若谷，安之若素”的态度，不仅能够高效地学习、工作，还能够更健康地活在这个世界上。

那么，究竟该如何转变自己的思维和观念呢？

生活中，很多人上学时比成绩，工作了比工资，结婚了比孩子……但只要心有不甘，就会在无尽的攀比中消耗自己。

卡耐基在《人性的弱点》中说：生活中的许多烦恼，都源于我们盲目和别人攀比，而忘了享受自己的生活。攀比没有赢家，幸福不是比出来的，而是自己过出来的。

平衡心态是转变观念的第一个关卡。

把自己的心放在合适的位置，不嫉妒，不攀比，跟所处的社会、家人、同事、亲戚朋友、合作伙伴都保持一种非常良性的、亲密的、和谐的关系，你就会生活在一种有序的、无人际关系压力的环境中，也就不会因为乱糟糟的、处理不好的人际关系而忧心忡忡，你自然会感到快乐。

这就是心理学家常常倡导的心态平衡，平衡的心态才能拥有快乐的生活，这跟人的地位高低、金钱多少没有太大的关系。当然，有的人认为物质的富足重于精神的需求，所以更加注重追求物质方面的享受，比如喜欢穿名牌；但有的人认为精神层次的需求比物质更加重要，所以舍得在精神生活上投入，使自己的身心更加愉悦，比如喜欢读书。

无论是追求物质享受还是精神享受，只要两者不失去平衡，就不至于酿成大错，能够以一种不偏不倚的态度生存。若为了物质享受，不择手段地获取钱财，结果损人不利己，自己生活得很不快乐；精神生活缺乏的人，生活枯燥无味，如同行尸走肉，这样的生活更是无快乐可言的。

除了平衡外，我们还需要学会从容。

“从容不迫”一词出自《诗经·小雅·都人士序》。

意思是，一个人无论在任何时候，遇到再大的危机也能够不慌不忙，不紧张，淡定自如。杨绛先生说："我们曾如此渴望命运的波澜。到最后才发现，人生最曼妙的风景，竟是内心的淡定与从容。"

生活是一场情绪与理智的博弈。烂人烂事、鸡毛琐碎，难免会让你有想掐人干架的冲动。但问题产生情绪，情绪却解决不了问题。把理智丢到一旁，任凭情绪占领上风，只会让事态更糟。急事要缓，事缓则圆。遇事先稳住自己，不急不躁，从容不迫，自然能找到解决之道。

想要从容，就要学着体会《心经》中的"色即是空，空即是色"所描述的心理状态。从容不在于表面，尤其不在于物质，而在于内心的状态。我们常把快乐寄托在某一个目标上，心态总被结果所左右，而忽视了内心世界的"色空"转化过程才是最美的。

想要从容，要学会给生活做减法，简化繁杂，回归生活原有本质，简约而不简单。简约生活不是苦行僧式的自虐，而是一种更为人性化的、经济的、环保的、轻松愉悦的生活方式。简约生活通过减少个人的欲望，能够带来心神的安宁和平静，进而给自己的生活带来巨大变化，提高快乐和幸福的指数。

想要从容，还要学会与时俱进，不要总是活在过去，要试着让自己活在当下和未来。比方说，我们可以关注一下时事新闻，利用当下活跃的工具，如互联网、各种畅销的书刊等，享受高效、丰盛的信息大餐。如果有些人总是出现与生活的时代不相符的观念，跟不上时代发展脚步的生活方式，以及与时代格格不入的生活习惯，那么也会很累。我们生活在 21 世纪，你非得用 20 世纪或者更早的观念要求自己，甚至要求家人或别人，周围的人就会觉得你是个“老古董”，也会有更多的人不喜欢你。我们常听有些人说“你 out 了”，意思是说你跟不上时代需要了，所以我们的思想不能总停留在过去的岁月，必须把不合时宜的东西从生活中删去，换上与时代相符的观念、方式，与时代发展的脚步紧紧相随，否则真的会被整个社会所嫌弃。

理念改变了，思想就改变了，你就能改变自己的生活。因为只有思想才能创造现实。所以，我们一定要通过各种办法让自己的理念变得符合时代和生活。那么，理念如何来呢？理念从三个地方来。

第一，读书。大量地读书，读各种各样的书。广泛阅读实际上就是一个吸收养料的过程。现代人面临激烈的竞争，人际关系复杂，为了让自己不至于在某些场合尴尬，一定要进行广泛的阅读。人有时候是这样的：肚子里空空的时候自然会焦急，这就对了，这正是你的求知欲在呼唤你，要活着就需要这样的养分。

第二，交往。这个特别重要。今天，我之所以发现我还有一些思想，就是因为我周围有一批有思想的朋友。如果我有一段时间不跟人打交道了，我就会变得很难受，所以我每个月都会在百忙之中抽时间和企业界、书法界、养生界的志同道合的朋友聚会，听一听他们在做什么、想什么，吸取他们身上优秀的观念和方法，为我所用。

第三，旅行。旅行会让人谦卑，会让你知道地球之大，永远有着与你截然不同的人、事、物在地球的另一端发生。见的世面广了，也就不会把自己局限在小格局里，不再愤世嫉俗，与人为敌。旅行还可以让我们找到一个机会重新认识自己，发现不同的自己。因为在行走的途中，你会经历很多对自己的考验，你也会发现自己原来可以勇敢地面对很多挑战，从而更加自信。有人说旅行永远是最好、最有效的心理治疗方法，如果遇到解决不了的事情，不妨出去走一走，回来后也许问题就会迎刃而解。

精神之富重于物质享受

人都有各种各样的追求，追求虽然千差万别，归结起来就是两种，一种是物质的享受，一种是精神的愉悦。

孟子说：“饱食暖衣，逸居而无教，则近于禽兽。”吃饱、穿暖、住得安逸，这是人的基本需要求。饮食男女，如果只着眼于生理机能，追求吃得饱，穿得暖，生活安逸，满足于“食色”动物本能，而没有精神上的追求，就和禽兽没有什么两样。当一个人有了精神的追求，经历了道德上、精神上的成长过程，人格才是一个逐渐完善的状态。

《论语·雍也》云：“贤哉，回也！一箪食，一瓢饮，在陋巷。人不堪其忧，回也不改其乐。贤哉，回也！”真正的君子不会因物质条件艰苦而忧虑烦心，哪怕身处困境，也依然悠然自得，乐其所乐。贤者颜回就是这样的君子。

很多哲学家都思考过这个问题：人为什么活着？有人说活着是为挣钱享受，有人说活着是为了实现自身价值，有人说活着是为了服务社会……不同的答案，与不同的人生观、世界观和价值观有关。但归根结底，这些不同无非体现在两个方面：一种是追求生命意义的丰富，活得有价值、有意义、幸福快乐；一种是无止境地追求物质的丰裕，活得醉生梦死、悲观失望。

事实上，一个人拥有外在物质的多寡，与生命意义丰富与否是无关的。比如衣食住行，它的意义和价值是用来维持与保养我们的生命存在的。也可以说，生活是生命存在的一种必需的手段或条件。我们讲食和衣，所谓“食前方丈”，面前一丈见方的地方摆满了食物，吃一大桌子菜，本质上与颜回的一箪食、一瓢饮没有很大的区别，因为都能够获得满足，双方的意义和价值是同样的。又比如说穿衣，粗布之衣与穿锦衣狐裘，双方的意义和价值还是差不多。饮食为御饥渴，衣着为御寒冷。住可以有高楼大厦，但是像颜回居陋巷，诸葛亮高卧草庐，外表看来好像很不同，实际论其在生命的意义和价值上还是差不多的，没有什么大的不同。这也告诉我们，生活其实注重的是精神之富，过多地追逐外在的物质享受是没有意义的。

现代社会，人们早已不再以解决温饱为生活的主要目标，而往往将自己的生活方式设定得过于繁琐。女士们追求 LV 的包包、名牌香水和高档服装；男士们则青睐鳄鱼 T 恤，奔驰、宝马汽车，和劳力士手表；孩子则渴望上贵族学校，使用最新款的手机；等等。这些被人们称为“品位”的东西，其实也是为了维持生命的最基本的需求。按理说，社会发展了，物质比以前丰富了，人们也有能力追求这些物质享受，这本身无可厚非。可问题是，过分地追求这些物质享受已经给我们的身心带来了极重的负担与压力，我们并没有因此真正感受到生活的幸福与快乐，甚至有些人因此不堪重负，对生活失去了信心。与其这样给心灵套上沉重的枷锁，不如转而追求精神上的愉悦，丰富自己的精神生活，快乐地品味生命的真谛。

那么，如何才能获得精神上的愉悦呢？有时候，转换一下观念或看待事物的角度，我们会得到不一样的心情和生活。

一是看淡物质。可能会有人不屑一顾地说：“在这个社会，干什么不花钱？没有钱简直寸步难行，饭都快吃不起了，还谈什么知足而乐呀？”其实这还是因为我们把金钱物质看得太重了。在现在这样物质丰富、科技发达的社会，还很少听说有饿死人的现象发生。只要你不是太懒，肯踏踏实实地工作，基本温饱一般是没有太大问题的。为什么还有这么大压力？还是因为贪心在作祟，攀比心在作怪。精神享受以适当的物质为提前，但过分地追求物质享受会毁掉我们的生活。人在物质上的欲望是无限的，不论你的收入已经达到了什么水平，它总不是最高的、最好的。如果一味地追求下去，你将永远无法达到极限。因此，在追求物质享受上应该适可而止，懂得知足常乐，否则一生陷入无尽的物质追求中难以自拔，哪里还有时间享受自己已经得到的一切呢？更有甚者，有些人为了满足自己的物欲，甚至不惜迷上赌博、陷入诈骗的泥潭，最后落得血本无归的下场。这些教训难道不值得我们反思吗？

二是关注健康。健康是生活的本钱。我们试想，拖着一个病恹恹的躯体，行动不便，还要支出一定的医药费，这样一个“药罐子”有什么快乐可言？所以，只有身体健康，生活才有可能幸福。我们可以把生活的重心由关注物质享受转移到关注健康上，幸福的指数就会获得提升。

三是培养兴趣。琴棋书画，诗酒花茶，垂钓江上……这些都是高雅的兴趣。或许整天奔波在名利场的人认为这是在浪费时间，其实不然。这些兴趣不仅能让我们远离虚荣和名利的诱惑，还能够让我们的心灵得到宁静。所以，这些时间完全是可以“浪费”的。

这样一转换，我们会感到轻松快乐很多，生命的意义和价值也并没有因此而打折扣。对于那些被追求物质压得喘不过气，生活得不快乐的人来说，不妨尝试一下这样的生活方式。

参透真正的富有

有这样一个故事：

两个孩子，有着不同的家庭背景。一个孩子的父亲是赫赫有名的大商人，另一个孩子的父亲则只是一个平凡的泥瓦匠。一天，两个孩子聊起了自己的家庭。

商人的儿子说："我们家前面有一个小院子，家里养了一条狗，花坛的中央有一个喷泉池，花园里装饰着几盏灯，家里的成员有爸爸、妈妈和我。"

泥瓦匠的儿子听后，兴高采烈地说："你们家前面是一个院子，而我们家的院子却有整个农场那么大；你们家养了一条狗，而我们家有四条可爱的看家狗；你们家有一个小水池，而我们家前面是一条清澈见底的小河；你们家花园里有几盏灯，而站在我们家门外，可以看到满天的星星；我们家除了爸爸妈妈外，我还有三个姐姐和一个弟弟。”

商人的儿子听后，不禁惊呼道：“天哪，与你们相比，我们家竟然显得如此贫穷！”

商人儿子所说的贫穷，就是我们通常只看到的最普通的那一种：占有的物质财富。而泥瓦匠儿子所说的大院子、看家狗、小河、满天的星星，却未必指的是物质财富。从他描述的满足感中，我们可以看出，大院子里、小河边、家门外，到处充满了他童年的欢歌笑语，这在他的心中是一种富有。

那么，什么才是富有呢？能感受到平凡生活之中的美，你才算得上富有。故事中的两个孩子，生活在同一片蓝天下，一个能发现满天的星星，一个却只能看见花园里的几盏灯；一个能看到家门前的小河，一个却只把目光停留在自家的喷泉上。为什么呢？因为他们内心的感受不同，一个能够感受到大自然之美，一个只在乎物质上的享受。

罗丹曾说过：“生活中从不缺少美，而是缺少发现美的眼睛”。美无处不在，它可能会不经意间出现在你的面前，也可能需要你用心去捕捉、去感受。这些美也许是“清水出芙蓉，天然去雕饰”而铸就的浑然天成的灵气，也许是家里井然有序、窗明几净的整洁，也许是他人机智冷静、落落大方而形成的自信，也许是子女孝顺、儿孙满堂所带来的天伦之乐，也许是自己有一个健康的身体；这些美也可能是偶尔经过的小路边的遍地黄花，也可能是某个午后不经意抬头发现的不一样的天空，也可能是小区里偶尔瞥见的流浪狗之间的嬉闹。或许，我上面所说的这些美，每个人都曾见过，只是大多数人忘记了欣赏，或者没有用心去感受，所以才没有真正感受到它们的美。

庄子《知北游》中云："天地有大美而不言，四时有明法而不议，万物有成理而不说。"真正的大美不会自我昭示，真正的"明法"和"成理"自有其道，自有其理，无须多说。这其实就是在告诉我们，真正的大美是含蓄的，广布于天地万物之间，而不易被察觉。只有主动用自己的内心去发现生活中的美，用心去感受美，你的生活才会变得与众不同。因为你本身是美的。

一位美国朋友曾给我讲过这么一个故事：

某日，一位老人无意中谈到自己的财富，自称是国内最富有的人，这些话很快传进了税务局局长的耳朵。局长便派去一位税务员拜访老人，要他说出财富的总值，以便照章征税。

税务员问老人："听说你很富有，对吗？"老人说："是的！我是个富有的人。"

税务员很感兴趣，从口袋里摸出一本笔记本，说："如果是这样，我必须估计你的财产。你有哪些财富？"老人说："我的身体很健康，健康的身体值许多钱。"

税务员又问："你还有什么别的财富？"老人回答："我有一位贤惠的妻子，好妻子比钻石更宝贵。"

税务员说："恭喜你！但是你还有没有别的财富？"老人又回答："当然有！我有几个健壮、聪明和孝顺的儿女，一个父亲有这样的儿女，人人都会觉得他很富有。"

税务员接着问："你还有没有别的财富？"这时，老人回答："我还有宝贵的公民权，我是一个堂堂正正的好国民，这也是非常宝贵的财富。"

税务员最后问："你有没有银行存款或是房地产？"老人快乐地说："没有！除了我前面说的财富以外，我什么也没有。"

税务员没有办法登记，便收起笔记本对老

人说："老先生！你真是一个最富有的人，而且这样的财富谁也拿不走，连政府也没办法征收你的财产税。"

我讲这个故事，其实是想告诉大家，健康的身体、快乐的家庭、在和平社会做一个堂堂正正的国民，就是存在我们身边最美的东西。如果我们能感受到它们的存在并珍惜它们，我们就是真正富有的人。其实不少人都拥有这些，可他们却不知道这是财富，因为在他们心中，计算一个人有多少财富，都以口袋里的钞票、存款单上的数字、房地产、轿车、股票等来计算，他们不懂得什么才是生活中真正美的东西，也不会去发现生活中的美，所以他们对自己所拥有的最珍贵的东西视而不见。

我们平素最容易忽略的健康，也是一笔无形的财富。实际上，保持健康最重要的秘诀就藏在日常生活的点滴之中。

获得健康需要养成良好的生活习惯，保持一颗平常心，常以微笑面对世界，世界就会回馈以快乐的心态。好的心情不需要殚精竭虑地去寻找，一切都在不经意间，不期然，花落花会开，日落日又升，一切都是那么寻常，一切又那样充满诗意，令人砰然心动。

重新认识富有，您会发现，其实你本来富足，所以也就无所谓贫穷。只要我们能守得住自己的先天能量，后天不折腾，还能够把后天的学到的、参悟的东西转化为养分，滋养先天，这就可以说是顺应天道了。这种顺势而为，只要一颗参透富有真正含义的修为之心，再付诸实践，我们就不会落入贫穷的“陷阱”，安安稳稳、轻轻松松地过完我们这一生。

重拾信仰，以德养心

我在这里谈的信仰，不是仅仅局限于宗教信仰。很多学者曾断言，中国人信仰缺失。然而，他们所言的信仰，更多的是一种宗教信仰。那么，中国人的真正信仰是什么呢？

在老百姓的口中，常能听到这样一句话："我信良心。"是的，这何尝不也是一种信仰呢？如果没有了道德之心，很多行为有违天道、人道，导致地球的生态环境越来越差，犯罪行为层出不穷，生活习惯放纵无度。这样下去，不仅是个人的生命损耗，更让人类的生存质量损耗。

此外，我们还要重拾文化信仰。

传承中华优秀传统文化，关系到中华民族未来的复兴大业。学习传统文化并不是形式主义的复古。比如，穿汉服、佩戴古代头饰等，可以作为文化的元素点缀我们当下的生活，但真正需要我们继承的是传统文化的精神内核，如家国情怀、责任担当、诚信慈悲、与人为善等。同时，我们还应传承老祖宗的思维习惯，如阴阳和谐的大宇宙观、格物致知的实践观、见物兴怀的文学理念以及慎独宽人的君子品格。曾几何时，我们是华夏礼仪之邦，拥有高度的文化自信；如今，中国作为世界数一数二的大国，又怎能忘记自己的文化信仰？只有拥有高度的文化自信，不缺失文化信仰，我们才能在未来的复兴之路上，心有底气、笃行不怠。

许多人说道家、儒家已然过时，其实他们只是没有透彻理解其中的真谛而已。诸子百家的理论让中国发展了几千年，难道其中没有值得信仰的地方吗？不管别的国家怎么做，我们一定要参透并奉行老祖宗的道德理论，把那份失落的信仰寻找回来，做一个了不起的中国人。

有一个比较现代的词汇是“科学发展观”，说得特别对，其中就蕴含着道家和儒家的思维。往大了说，我们要感恩大自然给予人类的一切；往小了说，我们要约束自己的行为，提升生命的质量，也能带动整个社会更好地运转。个人的内心若充盈平和，身体也会投射出健康的状态，地球与社会的大环境也会随之健康发展；反之，大环境变好了，人们的生活质量就会更高，生命力也会更加旺盛。这一切都是相辅相成的。

回望春秋战国时期的诸子百家，那些注重修身养性者，几乎个个健康长寿。孔子活到 73 岁，孟子、庄子则活到 83 岁高龄，墨子更是享年 92 岁，荀子也安然度过了 75 个春秋。

那么，品德高尚的仁者和才学超群的智者为什么能够长寿呢？或者说道德养生究竟是如何发挥作用的呢？

这个秘密就是修身养性。唐代名医孙思邈曾说：“夫养性者，欲所习以为性，性自为善，不习无不利也。性既自善，内外百病皆悉不生，祸乱灾害亦无由作，此养性之大经也。善养性者，则治未病之病，是其义也……德行不克，纵服玉液金丹未能延寿。”这段话生动而细致地分析了修身养性有利于身心健康的道理。

从生理上来讲，道德高尚、光明磊落、性格豁达、心里宁静有利于神志安定、气血调和。人体生理功能正常而有规律地运行，便可精神饱满、形体健壮。这说明养德可以养气、养神，使“形与神俱”，健康长寿，正如《素问·上古天真论》中所说的：“……内无思想之患，以恬愉为务，以自得为功，形体不敝，精神不散，亦可以百数。”

人一定要有信仰，才能平和安乐地活着，信仰不是说要去拜泥胎木偶的神，而是我们要心存敬畏，顶天立地，顺应“天道”的规则，相信生于天地之间的自己，能够“天生无才必有用”。对于生活，对于未来，在“天人合一”哲学观的指导下，能够活出一番天地，且对生活和未来充满无限的期待与向往。

我们今天重拾起信仰，不单指宗教信仰，更多的是道德信仰和文化信仰，老祖宗留下来的独具特色、博大精深的中华文化，为中华民族克服困难、生生不息提供了强大的精神支撑。我们能够重新拾起信仰，做任何事情才能够有信心、有底气，对自己“生而为人”更具有一种豁达乐观的心态，而不是让抑郁、焦虑、悲观、厌世等不良心态缠扰自己。

具体来说，如何立足当下，从做每一件小事儿开始，培养自己的品德呢？我在这里给大家介绍几种方法。

一是俭以养德。勤俭向来是中华民族的传统美德。一个经过辛勤劳动的人才会知道劳动的不容易，才会珍惜劳动成果。同理，他才会以己推人，尊重他人的劳动成果。具有这样的认识和品德的人，做事才会更有责任心。可见，“俭”可以让一个人养成良好的品德，有利于其修身成人。我了解到的百岁老人，个个都崇尚勤俭节约，而且身体力行，在平和的心态、朴素的衣着、简单的饮食中，实现了人人都追求向往的健康长寿梦。

二是吃亏养德。“吃亏是福”，这是清代才子郑板桥的家训。我觉得这句话应该这样理解：从价值观及道义精神的视角出发，它是要让人宽容、豁达，不斤斤计较。吃亏不但是一种胸怀、一种品质、一种风度，更是一种坦然、一种达观、一种超越。这正是一个人良好德行的体现。还说我们易中禾的百岁老人，他们在生活中从来都是互帮互助、相互礼让的，谁也不会因为一点不公平的小事耿耿于怀，反而会哈哈大笑，把那些小事忘之脑后。

三是读书养德。北宋大思想家程颐在《程氏易传·大畜传》中说："人之蕴蓄，由学而大，在多闻前古圣贤之言与行，考迹以观其用，察言以求其心，识而得之，以蓄成其德。"这就是"读书养德"教育思想的精粹。南宋的朱熹也认为，"读书可以养心，既养心情，又养心性，更养心力"。所以我提倡大家"以读养德"，在读书中汲取思想营养，有助于逐步提升自己高尚的品德。说到读书，我不敢说读遍天下书，但我读的书有多少，我也记不得了。总之，国内外伟人传记、哲学思想、企业管理、净化心灵等各个方面的书我都读，当然我读的书都是我认为值得读的，不是随便拿来一本就读。读书是我生命中不可或缺的一部分，对我的成长和事业的发展起到了莫大的帮助。我现在的心态就非常平和，在管理企业的同时也做一些公益，这都与我多年来所读的书有关。喜欢读书，就能在读书中找到乐趣，自然也能培养良好的品行。

当然，养德还有不少好的方法，大家可以在生活中不断摸索。

多想无益，只有今天抓得住

我先给大家讲个故事：

有一位年轻人到深山里寻访智者，希望得到一些人生道路上的指点。他走了很多路，终于在一处深山老林里找到了一位修行人。

“请问大师，在人的一生中哪一天最重要？是生日还是死日？是初恋开始的那一天，还是事业成功的那一天？”年轻人问。

“都不是，生命中最重要的是今天。”修行人答道。

“为什么？”年轻人很疑惑，“今天发生了什么惊天动地的大事吗？”

修行人摇了摇头，说：“今天什么事也没有发生。”

“那么，是不是因为我的来访，所以今天特别重要？”

修行人笑了：“不是。即使今天没有任何来

访者，今天仍然很重要，因为今天是我们拥有的唯一财富。昨天不论多么值得回忆和怀念，它都像沉船一样沉入海底了；明天不论多么辉煌，它都还没有到来；而今天不论多么平常、多么暗淡，它都在我们手里，由我们支配。”

年轻人还想问，修行人收住了话头说：“在谈论今天的重要性时，我们已经浪费了我们的‘今天’，我们拥有的‘今天’已经减少了许多。”

从修行人的话中，我们可以看出抓住现在、活在当下的重要性。昨天已经过去，即使昨天发生了再美好的事情，我们也无法让它重新来过，明天还未来到，你把未来想象得像花一样那也是以后的事情，纵使你的手再长也无法抓到，我们唯一能够抓得到、掌控得了的就是今天。

电影《功夫熊猫》里面有一句话令我记忆犹新：“你患得患失，太在意从前，又太担心将来。昨天是段历史；明天是个谜团；而今天是天赐的礼物，像珍惜礼物那样珍惜今天吧。”现实中，我们用尽各种办法追求事业的成功和身体的健康，但试想一下，如果一个人连当下都活不好，屋子乱哄哄不收拾，不修边幅、邋遢，人际关系紧张，没有几个好朋友，何来成功、健康之说？

《周易》讲："君子终日乾乾，夕惕若厉，无咎。"意思是说，白天勤勤恳恳地做事，到了夜晚在思想上也不放松警惕，这样就没有灾难了。如果世界上有福气和幸运，一定是留给每天都能够活在当下的人，能够每天充实自己，充分发挥自己的能量的人。把行动交给现在，把结果留给时间。少一些功利性的目的，多一些脚踏实地的努力。世上没有白走的路，每一步都算数。终有一天，幸福会和你不期而遇。无论是对过去的耿耿于怀，还是对未来的惴惴不安，都是在挥霍时间。古语有云："一寸光阴一寸金，寸金难买寸光阴。"当下的时间比金钱宝贵得多，即便有万贯家财，也买不到过去一天的时间，而如果我们每天都活在过去和未来中，那么我们就真的会一事无成了，所以我还是要劝大家珍惜当下。

珍惜了今天，今天的每一分、每一秒就都会留下你辛勤的汗水，你的生命也会变得更有价值。这样，你就能体会到自己的富足和人生的快乐，这不正是我们所追求健康生活的真正目的吗？

总是活在过去，沉湎于过去，从《周易》的角度来说，它是一个"蛊卦"。"蛊卦"只有"元亨利"，没有

“贞”。朱熹在《周易本义》中说：“贞固者，知正之所在而固守之。”意义是说君子能够坚持正道之德，便足以办好事情。而没有了“贞”也就没有了“正道之德”，也就容易失败。而能够立足当下，活在当下，从《周易》的角度来说，它是一个“随卦”。这里的“随”，是指顺随大道而为，顺随时势而动。你变化再快，也没有这个世界变化快，所以一定要随着天地之间的具体情况来变。不要让世界围着你转，而是你来围着周围的局势转，这样才能永远立于不败之地。

毕竟，时光不能倒流，面对过去，我们更多的是“以史为镜”。因为历史的经验如同大浪淘沙，金子总是少数，而大量不必要的泥沙、淤泥则需要我们及时清理，不必过分缅怀；未来毕竟还没有到来，面向未来，我们更多的是“志存高远”。我们可以憧憬未来，给自己制定计划，但切记不需急于求成，因为心急吃不了热豆腐。只有立足当下、活在当下，才是真正的务实派、实干派，才能成事。“随卦”的卦辞解读为“元亨利贞，无咎”，可以说是比较完美的卦象。拥有真智慧的人，不会坚持已经无效的愿景而浪费时间。他们会尊重现实，随时调整，随遇而安，这就是“随卦”。

我给大家讲一个例子。朋友曾提起他的儿子失恋的经历，那是一段难以释怀的时光。尽管心里明知已经不可挽回，再挣扎也没有用，但他还是忍不住欺骗自己，告诉自己她还是那样爱他，他们还有机会在一起。但是，这样的情绪并没有挽回他们的爱情，反而使他陷入痛苦之中不能自拔，以致夜晚睡不安稳，半夜醒来忍不住落泪。但他最后还是从痛苦中走了出来。如何走出来的呢？人们常说时间是最好的治愈良药，而其实真正治愈他的不是时间，而是他自己，是他自己清楚地认识到逝去的东西不会再回来，那些只是那一刻当下的自己，对于现在的自己只是一个剪影而已，即使再放不下又如何，它给现在的自己带来的除了负面情绪外，别无他物。

所以，遇到事情逃避和自我欺骗是没有用的，唯一的出口就是活在当下，除此之外没有安全出口。那些因为过去而悔恨、因为未来而郁郁寡欢的朋友们，一定要意识到这一点。如果真的活在当下了，你就不平凡了。

第四章

热爱生活，万事可化

志闲而少欲，心安而不惧，形劳而不倦，气从以顺，各从其欲，皆得所愿。

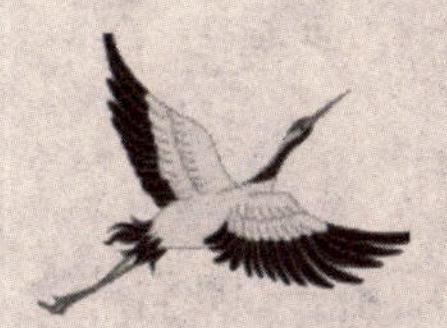

生命如花，需要呵护

人类是大自然的宠儿。对生命认识得越深，便对生命越加珍惜。唯有热爱生命，才能热爱生活，进而热爱世界上美好的一切。

生命如水，动而不腐。多数人并不是职业运动员，当然也就不必参与竞争剧烈的运动，但终生要与运动为伍。适度的、持之以恒的运动不仅能让你的生命充满活力，还能有效抵抗岁月的侵蚀，为履行社会责任奠定坚实的健康基础。我从长期的实践中摸索选择了这样一种运动方式：每周中速跑 1 ~ 2 次，每次 20 分钟左右，时间安排在下午下班后，效果良好。我不是健身教练，无法解释其中的机理，但成效是不容置疑的。热爱生命，让运动伴我们一生。

生命如花，需要绿叶的映衬。为健康培养一项有益的业余爱好，不是单纯的休闲娱乐，而是提升生命质量必不可少的手段。我喜爱垂钓，每个月总要到江河湖海一两次，空气中丰富的负氧离子让我每每精神焕发，有时遇到渔铃大作，箭步提竿，如果上钩的是一只七八斤重的大鱼，少不了一番斗智斗勇的较量，十几分钟下来，不亚于一场百米冲刺，心速可达到每分钟 100 余次。那种有益于身心健康的体验会持续很长一段时间。我还喜欢养兰花，有百余盆，四季都有花开，在养花赏花的过程中达到修身养性、陶冶情操的效果，并从兰花身上感悟了许多人生哲理，实在获益匪浅。热爱生命，从培养业余爱好开始，有了绿叶的生命之花，必定会芬芳更长久。

生命如海，要纳百川。人类与万物的不同之处在于其社会属性。既然生活在社会之中，面对各种复杂的人际关系，恩恩怨怨总在所难免。有时，想开一些，干戈可以化玉帛；后退一步，前后左右全是路。当然，我并不赞成无原则地一味忍让，而是在弄清是非曲直的情况下，采取适度的心理反应，以博大的胸怀来对待周围的人和事。善待了别人，最终也善待了自己。热爱生命，以海的胸襟，化解恩怨，开拓道路。如此，生命之舟方能平稳前行，在波澜壮阔中绽放独特的光彩。

生命如山，需立千仞。山，历经风雨洗礼，仍屹立不倒，这是因为它有着坚实的根基和强大的内心。同样，我们的生命也需要经历各种磨砺和考验，才能变得更加坚强和成熟。现代社会中，压力无处不在，无论是职场竞争、教育压力，还是物价、房价的飞涨，这些压力常常让人感到不安、焦虑和抑郁，对未来失去信心，有的人在这种情绪状态下甚至会做出自杀的极端选择，每每看到那些报道，内心总会感到深深的痛惜。我开始寻找对抗这种情绪的方法，每周安排一次和家人朋友的深入谈心，我发现把情绪说出来时，它就不再是困扰我的负担，而是可以被理解和处理的问题。

生命是宝贵而独特的，需要我们细心呵护——以热爱为养料，以运动为阳光，以爱好为绿叶，以宽广胸怀为雨露，让生命之花在岁月中绽放最耀眼的光芒。

简单带来幸福感

简单的，才是快乐的。一位哲学家曾说过这样一句话：当生活中有一种选择的时候，我们的内心是平静而快乐的，但是可供选择的事物一旦多起来，生活便多了许多烦恼。这些烦恼主要源于人们在众多选择面前患得患失的犹豫心理。

《选择的艺术》一书的作者艾扬格，曾经为选择做过一次实验——她搭起一个杂货店食品试尝台，上面放有 24 瓶不同类型的果酱时，会有 60% 的客户在样品展示台前驻足；上面放有 6 瓶不同类型的果酱时，只有 40% 的顾客会停下来。但结果却是：那些因为看到有 24 种果酱而驻足的人中，只有 3% 的人最后购买了果酱；与此相反，那些被 6 种果酱吸引而驻足的人中，购买率则是 30%。这样看来，选择太多也未必是好事。因为选择越多，人们越不能确定哪一个是“最好的”，所以越不能下定决心做出选择。

行为心理学家也指出，与其说人的行为是受一定的原因支配，不如说它更受人生的一系列目标支配。在达成目标的过程中，人总要面对各种各样的选择。不同的选择会导致不同的结果。所以，为了使结果更为完美，在选择的过程中，人们必然会仔细斟酌，细心掂量。于是，烦恼便产生了，混乱的生活状态也随之而来。而在混乱的生活中无休止地选择，实际上是对生命的极大浪费：浪费了时间、精力、体力和元气。

我们之所以会陷入选择的烦恼之中，一是因为我们不知道自己究竟想要的是什么，二是因为我们没有一个选择的标准。人的一生分为不同的阶段，每个阶段有其特定的目标。只要明确了每个阶段的目标，我们就能清楚地知道自己想要什么。如何搞清楚人生的阶段性目标呢？又如何建立自己的选择标准呢？这将在下面的内容中探讨。

我们首先谈如何知道自己想要什么。以我自己为例，由于身体原因，我高中毕业后无法上大学，那时我没有选择，只能成为一名小学代课教师。因为我要生活，要贴补家用。这就是我在那一段时期的目标。代课后，我发现其他教师是师范毕业的，字写得很好，于是我便下定决心拜师学书法，让书法成为我生活的一部分，并且当作一生的爱好。后来身体康复了，我选择了高考，但同时不想放弃工作，所以上了那种可以边工作边读书的职工大学。再后来，我所在的企业因不景气而倒闭，我选择了自己创业，并进行股份制改造，带领大家走向资本市场。如果为了轻松、安逸，我可以选择再找一份工作，但我没有。因为我知道，如果再找工作，可能还会失业，不如自己创业，好好经营，既能实现自己的价值，还能为一些人提供工作岗位。

我对自己前半生每个阶段的目标都特别清楚，知道自己想要什么，所以我不觉得选择有多么难。希望我的经验对大家有所启发。

我们再谈谈选择的标准。在众多的选择面前，我们往往不知道应该根据哪些标准来进行选择。这也是导致难以做出选择的原因之一。我在这里教大家一个简单的方法，能够帮助大家在选择面前不再犯难。

如果你面对的选择只是像挑选面包和果酱这样的小事，而非那些举足轻重、意义非凡的重大决策，那么你下意识的第一个选择往往就是合理的，不要去管它是不是最好的。

如果是比较重要的选择，比如选择人生伴侣，我们就要谨慎了。曾有一次，我与一个朋友的女儿聊天，这个孩子很优秀，但到了适婚年龄却一直找不到意中人。原因在于她不明白自己究竟要找什么样的伴侣，即缺乏一个选择的标准。于是，我给她出了一个主意：让她把自己心中理想伴侣的特质列出十条标准，这叫十全十美；

然后，毫不留情地去掉七条，留下的三条便是她最核心的需求。我告诉她，现实就是这么残酷，没有十全十美。她真的按照我的方法做了，列出了十条标准后去掉了七条，只保留了三条。完成后，她突然告诉我，现在追她的人当中就有符合这三条标准的。一年后，她就结婚了。

再举一个例子，选结婚戒指也要讲一定策略。有了明确的策略，选择就不再是难题。在挑选结婚戒指时，我们容易犯的错误是常不自觉地踏入那些商品繁多的店铺，面对琳琅满目的款式，感到无从下手。因为我们的大脑很难在短时间内处理这么多信息。因此，我建议大家不妨先去几家选择性较少的精品店，通过比较这些精品戒指，确定一个更具体的标准：是喜欢简约大方的款式，还是偏爱精致花哨的设计。一旦你明确了自己的需求，你就可以走进那些提供更多选择的店面，选择自己需要的戒指。

你看，在选择的过程中，知道该坚持什么、该放弃什么，并掌握一些实用的选择方法，选择就没有我们想象的那么难。这样，我们的生活就变得更加简单，幸福指数自然也就提高了。

给生活做减法

我们时常感觉在生活中找不到快乐，这或许是因为我们背负的东西太多，一直在负重前行。这一点，在旅行的过程中得到了直观的体现。那些没有背包或背包很轻的人，很容易超越那些背包很重的人，他们一路面带微笑，时不时地会回头望向自己走过的路，张开双臂，仿佛要拥抱整个世界。反观那些背包很重的人，他们汗流浃背，神情沮丧，相互埋怨。他们走几步就要歇歇脚，半天时间才走了很短的一段路程。生活就像是一场漫长的旅行，我们途中背负太多，自然会感到太累，快乐也就无从谈起。

智慧的人，会给生活做减法，懂得将一些无关紧要的东西从生活中剔除，给自己减负，让自己轻装生活。这种活法符合大道至简的智慧之道。大道至简，是一种大道自然、返璞归真的高级状态。在这种清静无为、忘我无私、天人合一的状态中，不求长功，功力自然上长；不求治病，身心自然调整；不求功能，功能自然显现；不求大小周天，百脉自然畅通。这其实向我们揭示了一个道理：最深刻的真理往往是最简单、最普通的。

大道至简，人生亦简。具体来说，一减功和利，二减名和财。功和利，不可趋之若鹜；名和财，不可为之所累。淡泊以明志，宁静以致远。正如佛家所言："随缘自在，就能随遇而安，随缘生活，就能随心自在。"意思是说，生活不必强求，万事都有定数，只要生活得简单，心无杂念，就能获得快乐。说到这里，也许有人会问，除了功名财利外，我们是不是还要精简物质呢？在这里，我想明确告诉大家，"简"不是要求物质的贫乏，而是精神的自在；"简"不是生命的空虚，而是心灵的单纯。当然，物质和钱财是分不开的，钱够用就行，可以满足简单的衣食住行即可，不必疯狂追求锦衣玉食。孔子曾对其弟子颜回大加赞赏："贤哉，回也！一箪食，一瓢饮，在陋巷，人不堪其忧，回也不改其乐。贤哉，回也！"虽然颜回的生活非常简单，但他总能自得其乐。

最好的生活就是简单生活。一盏茶，一张桌，一处清幽之地，日子平淡，心无杂念。简单的生活是快乐的源泉，简单的方式能够为我们省去被外物所累的烦恼，还能为我们开拓解放身心后的快乐空间。因此，我建议大家过一种简单的生活，将世俗浮华的琐事淡化，让自己的心灵回归本真。

反观我们现代人，大多数人的生活充斥着金钱、功名、利欲的角逐，新奇和时髦的事物无处不在。被这样复杂的生活所牵绊，我们能不疲惫吗？美国哲学家梭罗有一句名言感人至深：“简单点儿，再简单点儿！奢侈与舒适的生活，实际上妨碍了人类的进步。”他曾毅然决然地摒弃尘世的浮华，独自一人在瓦尔登湖畔搭建起简陋的小屋，度过了两年多的简朴生活。他亲身体验到，当生活需求简化至最低限度时，那份从容与宁静反而让生命变得更加充实与丰盈。

大道至简，这是做人的智慧，无论是做人还是做事，能将一件复杂的事情化为简单，都是智慧和能力的体现。小时候的友情简单而纯粹，一块糖，一个玩具就能让我们成为最好的朋友。随着年龄的增长，社交圈子越来越复杂，真心朋友却越来越少。这不禁让我反思，这样的社交真的有意义吗？于是，我决心不再参加那些无谓的应酬，将时间和精力投入那些真正值得交往的人身上。简单做人，无须迎合和讨好，这让我有了更多的时间去无忧无虑地享受生活的美好。当其他孩子面对落水的小伙伴手足无措时，司马光没有陷入复杂的思考或烦琐的救助步骤中，而是直接拿起石头砸破水缸，用最简单、最有效的方式救出了小伙伴。简单做事，用最直接、最有效的方法去解决问题，在让我们办事有效率的同时，也多了份从容和自信。懂得“大道至简”之理，秉持“居敬而行简”之态度，方能于简单中收获人生哲理。

复杂与简单，痛苦与快乐，两者看起来是那么遥远，但改变真的不是难事。所谓的距离，不过是虚掩的门，只要轻轻一推，就能看到彼岸。

一个孩子对妈妈说：“妈妈你今天好漂亮。”妈妈问：“为什么？”孩子说：“因为妈妈今天一天都没有生气。”原来，拥有漂亮很简单，只要不生气就可以了。

有一家商店经常灯火通明，有人问：“你们店里到底是用什么牌子的灯管？怎么这么耐用。”店家回答：“我们的灯管也经常坏，只是我们坏了就换而已。”原来，保持明亮的方法很简单，只要常常换掉坏的灯管就可以了。

有一支淘金队伍在沙漠中行走，大家都脚步沉重，痛苦不堪，只有一人快乐地走着，别人问：“你为何如此惬意？”他笑着说：“因为我带的东西最少。”原来，快乐很简单，只要放弃多余的包袱就可以了。

你看，转换其实并不复杂。只要我们转换心态，学会放手，就都能轻松做到。

最后，我想把当代作家刘心武的一句话送给大家：“在五光十色的现代世界中，应该记住这样古老的真理：活得简单才能活得自由。”

忧愁一去百病消

生活要有一颗“快乐心”。古人云：“心宽体肥，气顺神安。”现代心理学也告诉我们：“快乐不在于拥有得多，而在于计较得少。”当我们学会放下过多的计较和担忧，从内心深处去感受生活的乐趣，才能真正实现远离疾病，达到身心的和谐与健康。而要想获得真正的快乐，必须去除内心的忧愁。

俗话说得好，“多愁多病身，越愁越病身”“心里痛快百病消”。这两条俗语从正反两面说明了悲观、忧愁对人体健康的危害。忧愁、苦闷会损害人们健康，这不仅是经验之谈，更有医学依据。《黄帝内经》中说：“人有五脏化五气，以生喜、怒、思、忧、恐。”人体五脏的功能和健康状态，深受这五种情绪变化的影响。大部分情况下，人有喜、怒、忧、思、恐是正常的，但若反应过激，或持续时间过长，就会影响五脏功能的正常运作，长期下去就可能引发各种病变。

以“五气”配五脏，忧属肺，人若经常闷闷不乐，首先受到影响的便是肺脏。忧愁、悲泣过多会令人声音嘶哑、呼吸急促、胸闷乏力，甚至引发呼吸道疾病，在《红楼梦》这部古典文学巨著中，林黛玉的形象便深刻体现了“忧思伤肺”的道理。她自幼体弱，加之身世坎坷，情感细腻且易于感伤，常以泪洗面，最终发展成肺痨之疾，芳华早逝，令人唏嘘。《黄帝内经》中提到，肺主皮毛。肺不好，皮毛则受损。所以，我们时常会看到，忧愁的人皮肤暗淡，面部皱纹增多，甚至还会出现荨麻疹、斑秃、牛皮癣等各种皮肤疾病。此外，忧愁还会影响到人的视力，因为眼睛的视觉功能依赖于气血的充养。肺气受损，眼睛得不到足够的滋润，便会视物不清，严重的甚至失明。

《黄帝内经》又讲“心主神明”，心与人的精神活动密切相关。忧伤过度会损伤心脏，轻则心神不定，茶饭不思；重则卧床不起，一命呜呼。古语有云，“哀莫大于心死”，应该是忧愁、哀伤到了极点。晋初养生大家嵇康的友人阮籍，不满司马氏篡了曹魏的天下，终日借酒浇愁，醉后驾着牛车漫无边际地乱跑，无路便大哭而返。这是养生的大忌，因此没过几年，阮籍便与世长辞。

有首歌唱得好，“人生好比是海面上的波浪，有时起，有时落。”的确，不论社会如何进步，科技如何发达，遭遇坎坷每个人都在所难免。所以，我们不要总哀叹自己的不幸，毕竟成功需要付出努力。司马迁在《报任安书》里写道："盖文王拘而演《周易》，仲尼厄而作《春秋》；屈原放逐，乃赋《离骚》；左丘失明，厥有《国语》；孙子膑脚，《兵法》修列；不韦迁蜀，世传《吕览》。"这些人遭受的挫折不可谓不深，他们因此忧愁终年、无所事事了吗？显然没有，否则就不会有《周易》《春秋》《离骚》《孙子兵法》了。这些事实无一不告诉我们：面对挫折，忧愁非但无益，反而可能成为前行的绊脚石。

清代名医叶天士的一则故事，更是对这一智慧的生动诠释。一次他遇到一个双目红肿的病人，愁容满面，叶天士为其号脉后说："你的眼睛无大碍，很快就会好转，但恐怕脚心会生恶疮，需每日揉搓三百下才能预防。"病人听后就照叶天士所说的去做。七天之后，叶天士再次遇到这个病人，病人惊喜地告诉他，自己的眼睛已痊愈，脚也未生恶疮。叶天士听罢哈哈一笑："你的脚本来没病，只是我见你日日忧思，不利眼疾，才想出这个办法让你转移注意力，你不为眼睛发愁，眼病自然就不治而愈了。"

说到这里，我想恐怕不用我再多说，大家已然明了忧愁对健康的影响。

关于如何去忧愁，我愿在此分享几则实用的方法。

第一，接受情绪，寻找原因。首先，要承认自己的感受，不要试图压抑或否认忧愁。接受它的存在，是解决问题的第一步。尝试找出忧愁的根源。一旦找到问题的症结，你就可以开始寻找解决方案。

第二，接近乐观的朋友。人在心情沮丧、寂寞无聊时，最容易陷入忧烦的深渊，这时一定不要独处，最好找一两个知心朋友谈谈心。这样的朋友应是待人诚恳、态度积极、思想乐观、积极进取的人。和这样的朋友倾诉可以减轻忧愁的负担，同时也能得到支持和建议。

第三，积极应对。遇到忧愁的事时，要采取实际行动来解决问题，而不是逃避或拖延。通过积极的行动，我们可以逐渐掌控局面，从而减轻忧愁。例如，我们常常因工作任务繁重而忧愁，那么不妨制订一个计划表，将工作任务分解成小步骤，并为每个步骤设定时间限制，这样有助于我们更好地把握工作进度，减少不必要的担忧。

第四，劳动或走进大自然。劳动、运动或郊游是一种非常好的消除忧愁的方法。每当我忧愁或心情不佳时，便会去打理我的花圃，或去打保龄球，直至筋疲力尽。

我还会到郊外旷野，欣赏飘动的白云、飞翔的鸟儿、碧绿的湖水，让自己陶醉在大自然的怀抱中。我的经验告诉我，这些都能使人忘却忧愁，心情变得舒畅。

第五，多帮助别人。忧愁、烦闷的时候，你可试着去帮助别人。这样，一方面可转移自己的注意力，暂时解除自己的忧愁；另一方面，也可了解到别人也有痛苦，甚至痛苦比自己还多、忧愁比自己还深，你的心里可能会因为同情别人而得到一丝慰藉。

第六，学会宽容。对自己宽容一些，每个人都会遇到困难和挫折，不要过于自责或苛求自己。要学会欣赏自己的努力和进步，而不是只关注结果；对别人也要宽容一些，有些事情没有对错之分，只是不同的人看问题的角度不同而已。与其埋怨别人，不如以一种亲近的态度和平和的心态去沟通，要多站在别人的角度看世界，多一分宽容，多一分理解。

因此，让我们铭记“忧愁一去百病消”这一智慧，将其融入生活的每一个瞬间，让忧愁无处遁形。当忧愁不再困扰你时，你的心自然会变得轻松自在。整个人都会处于一种放松的状态中，疾病也就会悄然离去。

多感恩，少抱怨

我先与大家分享一个故事：

阿里是阿拉伯一位著名的作家，曾有一次与吉伯、马沙两位朋友一起外出旅行。当他们行至一处陡峭的山谷时，马沙不慎失足滑落。幸好吉伯拼命拉住他，才将他救上来。马沙当时很受感动，随即在附近的大石头上，刻下：“某年某月某日，吉伯救了马沙一命。”

数日之后，三人行至一条河边，吉伯因为一件小事与马沙争吵起来。吉伯一气之下打了马沙一耳光。马沙跑到附近的沙滩上，写下：“某年某月某日，吉伯打了马沙一耳光。”

旅游归来后，阿里好奇地问马沙：“你为什么要将吉伯救自己的事情刻在石头上，而将打你的事写在沙滩上？”马沙回答：“我永远都对吉伯心存感激，他救了我一命，我要永远记住。至于他打我的事情，我愿它如沙滩上的字迹，随风而逝，这样我才能得到更多友情，获得更多的感动和快乐。”

马沙的做法与“国学泰斗”季羡林先生有着异曲同工之妙。季老曾坦言：“我一生经历过许多挫折，甚至遇到过许多坏人，但在我的记忆中，更多的却是对那些曾经帮助过我的人，尤其是对于那些在困难岁月里在物质或精神上支持过我的恩师、同窗、挚友的感激之情，这让我时常能体会到感动与幸运。”即便时隔多年，季老依然不忘回访当年留学时的恩师，正是他怀揣感恩之心，使他的长寿之路洒满了喜悦与满足，这种内心的富足反过来滋养着他的身心，为其注入了源源不断的活力。

我们可以看出，马沙和季老都是懂得感恩的人。感恩不仅是一种修养，更是一种气度。一个对万物都秉持感恩之心的人，他心中是充满善念的，他的脸上始终洋溢着亲切、和善的笑容，无论际遇如何，他的内心都是幸福和快乐的。这种修养，也是养生的最高要求。

在日常生活中，我们常常会陷入坏情绪的旋涡，对父母的不解、伴侣的不体贴、孩子的不听话、领导的不体量、下属的不力感到愤怒。这些抱怨似乎让我们的世界变得无法忍受，使我们的愤怒无处宣泄。然而，这背后往往是我们过于关注自己没有得到的好处，却忽视了他人对我们的付出。当一个人无法体会到他人的付出，或者知道他人付出却不懂得感恩时，即使他拥有再多，也难以感受到真正的幸福和快乐。这样的人，想要他们懂得养生之道，几乎是不可能的。因此，学会感恩，珍惜身边人，才是我们通往幸福和快乐之路的关键。

诗人的经历如同一面镜子，映照出我们每个人的生活。如果我们能够用心去体会周边的世界、周围的人对我们的付出，就会很容易发现我们需要感恩的事情实在是太多了。如果没有阳光雨露，就没有明亮、温馨的日子；没有水源，就不会有生命；没有春夏秋冬的轮回，我们就体会不到生命的生生不息；没有父母，也就不会有我们；没有亲情和爱情，世界就会充满孤寂和凄凉。这些东西都给予了我们无尽的福祉，我们要时时去用心体会自己拥有的这一切，并常常去感恩。

感恩是一帖能使人心情转好的良药。在很多时候，感恩的心能给人带来良好的人生感受，能使我们感到愉悦和温暖。心存感恩，生活中才会少一些怒气和烦恼；心存感恩，心灵才会感到宁静和安详；心存感恩，你才会敬畏地球上所有的生命，珍爱大自然的一切惠赐，才会时时感受生活中更多的是“拥有”而非“缺少”。

当我们带着感恩的心生活，我们会发现生活中处处都充满了美好。这些美好或许是一朵盛开的花朵，或许是一首动听的歌曲，或许是一次意外的惊喜，或许是家人、朋友的陪伴。它们像是生活中的小确幸，让我们感受到幸福与满足。

我们前面说要带着感恩的心生活，那怎样才能培养一颗感恩的心呢？我教大家几个方法。

第一，对每一天怀有感恩。一位怀有感恩之心的朋友常常跟我说，当你每天醒来时，应该这样想：“我真是个幸运的人！今天又能安然地起床，而且还有崭新、完美的一天。我应该好好珍惜今天这个日子，并将自己对生活的热情传予他人。”

第二，真诚地说“谢谢”。一个记者在做市场调查时，特意到商场里挑东西但不买，想看看营业员是否会在顾客离开时说“谢谢”。但是一个也没有。失望的记者在路边遇到一个卖报纸的老头，他在顾客买完报纸后总会说“谢谢您了，下回再来”。记者深受感动，给了他一个奥运会吉祥物作为奖励。一句简单的“谢谢”，既能让对方感受到我们的感激之情，同时也能加深我们与对方之间的情感纽带。

第三，给心爱的人意外惊喜。比如说，在妻子工作完回到家时，你已经准备好了美味的晚餐；当女儿打开生日礼物时，发现你特意做的小甜点。一点点意外的惊喜，也体现出一颗感恩之心。

第四，把感恩当成一种习惯。日常多关注身边人的付出，比如父母为我们的辛劳付出、朋友在困难时的无私帮助、老师对我们的耐心教导等。同时，我们也可以积极参与志愿者活动，为社会贡献自己的一份力量，从中感受到帮助他人的快乐。当感恩成为一种习惯时，你会觉得自己每天都活在幸福之中。

找回婴儿般的初心

“不忘初心，方得始终”是解读自《华严经》的部分经文。所谓初心，通常指一个人最初的心愿、信念或目标，它是你内心深处最真挚、最纯粹的想法和追求。道家学派创始人老子在《道德经》中说道：“知其雄，守其雌，为天下溪。为天下溪，常德不离，复归于婴儿。”意思是说，深知什么是刚强之道，却安守温柔和谦虚心态，像溪流一样包容天下万物，以接近道的本质，并最终回归到婴儿般纯真无欲的状态。

一个人出生时原本有一颗初心，认为世界都是纯洁无瑕的，初识世界，一切都是如此新奇，眼中所见即心中所识，山即为山，水即为水。然而，随着年龄的增长，人生阅历的积累，我们发现这个世界过于复杂，心中难免蒙上一层厚厚的尘埃，我们开始从他人的一言一行中解读出“复杂的动机”，从某人的服饰、妆容中揣测他们是否别有用心，甚至从他人纯真的眼神中推断对方是否怀揣善意。当我们看到一位年轻美丽的女士与成功人士相伴，或许会不假思索地认为她是利用美貌寻求某种利益。这时，山自然不再是单纯的山，水自然不再是单纯的水。这是因为我们的内心受到一些思维的干扰，凭空想象出的结果，而这些想象只会让我们徒增烦恼。实际上，我们之所以常常感到不快乐，往往是因为缺乏欣赏事物本来面貌的能力。如果我们不能及时地拂去心灵的尘埃，内心便会疲惫不堪，这样只会苦了自己，病也会由心而生。

在宁波的朋友曾向我讲述过一个故事，至今记忆犹新。故事发生在十多年前的生命科学前沿研讨会上，宁波有幸迎来了“两弹一星”王大珩院士及一些著名的脑科学家。会议间隙，几位老科学家问她能否带他们探访宁波的老房子，尤其是那些尚未安装抽水马桶的传统民居。她想到天一阁附近还有一些这样的老房子，就带他们去了。她带着那群老科学家穿梭在宁波的老街巷中，他们兴奋地东张西望，不时地停下脚步，指指点点，眼神中闪烁着孩子般的好奇与兴奋，仿佛回到了年少时光。她称他们为“老顽童”，他们听后哈哈大笑，仿佛这个称呼是对他们最好的赞美。逛累了，他们找了一家小吃店坐下。她告诉他们，宁波的汤圆是特色小吃，但每人只能吃一个。他们听后纷纷点头，随后吃得津津有味。有位老科学家还感叹道，“这顿饭真是吃得最开心、最有意义的一顿啊！其实我们可以让人买回去吃，但我们就想像孩子一样出来尝尝鲜。”当时听着朋友讲这些话，我心里涌起一股暖流。如今，每当回想起这个故事，我依然深受感动。这些大科学家在科研领域取得了举世瞩目的成就，但他们依然保持着一颗童心，对生活的热爱和对美好的追求从未减退。

童心虽然与初心有不同之处，但最重要的一点是相同的，那就是都是天真无邪的、透亮的、不掺杂任何杂质的，是人生中最为难得的。通过这个故事，我想告诉大家：无论何时何地，都要保持婴儿般天真至诚的本心，用纯净的眼睛去看世界，用好奇的心态去探索生活，这样才能在生活中保持本源的快乐。

那么怎样才能保持初心呢？

第一，学会感知“初心”。我最近在读席慕蓉的《初心》。她说：“我一直相信，生命的本相，不在表层，而是在极深极深的内里。”这里的“内里”即为“初心”，它不常显露，很难用语言文字去形容，只能偶尔透过直觉去感知其存在。而当我们遇到选择，在不断地衡量、判断与取舍的时候，往往就能感知其存在。我们首先要认识到初心的存在，并学会感知它的存在，我们才能坚守初心。

第二，记住为什么开始。星云大师曾为弘扬佛法，发愿建一座佛光山寺。他带着弟子，在一片荆棘丛生的荒山之巅开始了创业。那时，他们一无所有，大师亲自步行，挨家挨户地化缘，时常需远行跋涉。一日，在归寺途中，天降大雨，山路湿滑，大师不慎滑入山谷。当弟子们找到他时，看着他身上的伤痕，心疼地哭出声来。他却笑笑说："我自幼出家做和尚，完全是自愿的。生活很辛苦，只要你不忘记最初为什么开始，就心甘情愿。不忘初心，就是力量。"

第三，好好珍藏"初心"。初心是纯粹的、美好的。在忙碌、喧嚣的当下，在偶尔需要戴着面具前行的当下，我们都需要好好珍藏"初心"，不让它因岁月的冲刷而斑驳失色，当我们迷失方向时，用它的温暖与睿智矫正自己前行的道路。当我们坚守梦想时，它不仅是我们前进的动力，更是我们心灵的慰藉。

第四，经常回头望一望。在这个快节奏的时代，初心常常被我们遗忘，正如纪伯伦所说："我们已经走得太远，以至于忘记了为什么出发。"所以，我们要经常回头望一望自己来时的路，回忆当初为什么起程，才会找对方向，坚定追求，抵达自己的初衷。

认识缺陷，接纳自己

如果我们深入探讨病由心生，那么有一个因素是不可忽视的，那便是人的性格。性格有好的一面，当然也存在缺陷。生活中，我们不仅要关注身体的调养和心灵的呵护，还要深入了解自身性格上的缺陷。这些不易察觉的缺陷，有时会成为我们在追求健康道路上的一大绊脚石。只有当我们正视自身性格上的缺陷时，才能更好地调整自己的心态和行为方式，从而在健康长寿的道路上走得更远。

性格是人在长期的现实生活中逐渐形成的一种比较固定的心理特征，或叫作“心理烙印”。每个人都有各自不同的性格表现。例如，有的人安稳好静，遇事不慌；有的人急躁好动，点火就着；有的人喜欢孤僻离群，兴致索然；有的人爱好社交，活泼开朗；有的人做事犹豫不决，瞻前顾后；有的人则做事雷厉风行，当机立断等。心理学家根据人们的这些习惯性的表现，将人区别开来。

苏联生理学家巴甫洛夫说：“性格是先天与后天的合

金。”一语揭示了性格的来源。每个人的性格中，既有与生俱来的天分和特质，也有后天环境塑造的痕迹。当这些特质在特定情境下表现得过于极端或不合常规时，便可能形成所谓的“性格缺陷”。性格缺陷，简而言之，即那些与众不同的特殊性格，比如孤僻、懦弱、敏感多疑、多愁善感、好生闷气、对人冷淡、生活方式刻板等。这些特质并非完全由基因决定，而是在个体成长的过程中受到多种因素的影响。首先，家庭环境是性格缺陷形成的重要因素之一。俗话说：“近朱者赤，近墨者黑。”如果父母性格古怪、生活习惯奇特，或者对子女管教不当、家庭长期不和睦，这些因素都可能对子女的精神健康和性格形成产生极其重要的影响。其次，社会环境和个人经历也是性格缺陷形成的重要因素。例如，长期遭受欺凌或虐待的人可能形成懦弱或敏感多疑的性格；而长期处于高压工作或学习环境中的人，则可能形成刻板或焦虑的性格。

有性格缺陷的人在日常生活中确实会面临诸多挑战。这些缺陷不仅会给工作、学习、恋爱、婚姻、社交等方面带来重重障碍，而且常常伴随着痛苦与烦恼。更为严重的是还可能对个人的精神健康构成潜在的威胁。医学上将这种性格称为“易感素质”，就是说有性格缺陷的人，一旦受到强烈的精神刺激，其中一部分人很容易诱发某种精神疾病，而另一部分人可能终生保持这种性格缺陷。梵高无疑是一个令人深思的例证。梵高是后印象主义的先驱，画作《星夜》《向日葵》等至今仍是世界艺术宝库中的瑰宝。梵高性格敏感且情绪化，这种特质赋予了他非凡的艺术创造力，却也使他无法承受强烈的挫折感与孤独感，从而诱发躁郁症，最终他选择开枪了结了生命。然而，爱因斯坦这位科学巨匠，性格内向、孤僻，但这样的性格却没有成为他攀登科学高峰的阻碍，反而成为他不断突破自我、创造辉煌的动力。所以说性格缺陷并非不可逾越的障碍，关键在于个体如何面对和处理这些挑战。

情绪忽冷忽热，为人处世全凭感情，喜欢当众显示或夸耀自己才能，乐意成为引人注目的中心，叙述事情喜欢添枝加叶及多言善辩的人，易患躁郁症或癔病；那些胆怯、自卑、敏感、依赖性强、缺乏自信、急躁、好强、自制力差的人，易患神经衰弱；生活规律严谨，刻板单调，紧张有余，活泼不足，办事谨小慎微，担心时多，放心时少，优柔寡断，唯恐出错，对自己过分克制，从不苟言笑，在众人面前说话拘谨的人，易患精神分裂症、强迫症、恐惧症。而那些沉默寡言，胸襟狭隘，好生闷气，情绪不稳，自我评价过低的人，易患忧郁症。

需要指出的是，性格上的某种缺陷并不影响大脑功能的正常发挥，有一两个性格缺陷特征的人，仍然可以正常地进行工作、学习和社会生活，不会对身心健康大局造成根本性的阻碍。因此，我们不必为此过度烦恼，更不必对号入座。

俗话说“江山易改，禀性难移”，人的性格确实有一定的稳定性。然而，这并不意味着性格缺陷是无法改善的。首先我们要正视并接受自己的不足，勇敢地接纳真实的自我。接下来，通过具体的方法和努力，性格缺陷是可以得到改善的。例如，情绪不稳定、容易冲动的人，可以尝试深呼吸、冥想，以在情绪激动时保持冷静；依赖性强、缺乏自信的人，可以设定一些小目标并逐步实现，以增强自己的独立性和自信心。通过参与社交活动、兴趣小组，逐渐减少对他人的依赖；性格过于谨慎、优柔寡断的人，可以通过制定明确的计划和目标，并给自己设定一定的时间限制，来提高自己的效率和果断性。通过学习和实践来逐渐补救我们的性格缺陷，这样对身心健康才是有益的。

寻“若所爱在外”的爱情

如果我们真能够读懂《黄帝内经》，就会发现它不仅仅是一本中医学著作，它的内容广泛而深远，上至天文，下至地理，同时又能帮助我们理解人世间复杂的人际关系和情感。人的所有情感都来自我们的五脏六腑，因此当我们能够依据《黄帝内经》的教诲，掌握好五脏之间的阴阳平衡，按照其中阐述的方法，顺应自然的规律来生活时，拥有美丽而珍贵的爱情也就变得自然而然、水到渠成了。

很多人渴望拥有爱情，殊不知《黄帝内经》中所说的“若所爱在外”般的爱情才是最珍贵的际遇。为什么这么说呢？这里的“若所爱在外”并非字面意义上的外在之爱，而是指一种更深层次的爱情理念。

以我看过的一部电视剧《父母爱情》为例，江德福和安杰的故事深刻地展现了中国人含蓄而内敛的爱情观。剧中，两人几乎从未说过“我爱你”这样的字眼，但他们的爱情却如细水长流，深深植根于生活的每一个细节之中。江德福，一个看似粗犷的军人，实则心思细腻，总能在安杰需要时给予最坚实的依靠；而安杰，一个有着小资情调的女性，也在与丈夫日复一日的相处中，学会了如何在平淡中寻找幸福。他们共同经历了时代的变迁，面对了生活的种种挑战，用实际行动诠释了“执子之手，与子偕老”的承诺。

反观现代年轻人的爱情，可能受到西方文化的广泛影响，往往更加注重爱情的浪漫与激情。在热播的现代都市剧中，我们常能看到这样的场景：年轻的情侣们在月光下许下誓言，用甜言蜜语编织着未来的梦想。然而，当这些梦想遭遇现实的考验时，他们却往往显得手足无措，甚至因为一些微不足道的小事而分道扬镳。这其实是因为 不懂“若所爱在外”的道理。

“若所爱在外”本身是《黄帝内经》对于夏三月养生的一个阐述，但爱情不正也好似夏天的万物那样熊熊烈烈、激情似火吗？所以很多人选择谈恋爱的时间始于春夏，而最记忆犹新的事情也是夏天那段热辣滚烫的相处时光：沙滩、海风、月光、知了、花园里、绿荫下、游乐场……这时，很多人容易犯的错是，只知道“所爱在外”了，会和恋人积极表达、真情流露在外，甚至要海誓山盟，而恰恰忘记了老祖宗提醒的这个“若”字。

“若”就是“好像”的意思，好像很爱你，但它并不是表面的浅尝辄止，而是将深情内敛于心，不轻易表达到极致。这种爱情观给予爱情一个平和宁静的心态，也正是这种中正平和的心态，反而能够让爱情中的我们走得更久远。

尤其是女性，更应当深入理解“若所爱在外”的真谛。女性的“所爱”通常是男性，他们是“在外”拼搏的。而女性相对来说内心的精神世界更丰富一些，感情方面心思更细腻一些，所以在爱情中，她们需要更加婉约、柔和，让自己的情感“若隐若现”，才会让男性在追求和珍惜自己的过程中感受到更多的魅力，为爱情的长久打下坚实的情感基础。

相对于女性的内敛，男性的表现应该更大胆、更直接一点。更为重要的是，男性一定不能忽视自我发展，一定要学会经营自己的事业。这也是男性“在外”表现的好机会。毕竟在社会成功人士中，无论是政坛、金融还是其他方面，男性的比例都更高一些。所以，男性一定要努力让自己成长为家庭的顶梁柱，让你的伴侣崇拜、依赖你，成为她的那个心有所属，用才干和智慧去开创事业，为爱情的长久打下坚实的物质基础。

纵观生活现实，由爱情引发的烦恼确实不少，有的吵闹，有的离婚，有的生病，有的殉情。面对这些纷扰，我们更应该去找寻“若所爱在外”的爱情，这样心情才会舒畅，健康也会随之有所保障。

第五章

心静则身安，让心静下来

为无为之事，乐恬淡之能，从欲快志于虚无之守，故寿命无穷，与天地终，此圣人之治身也。

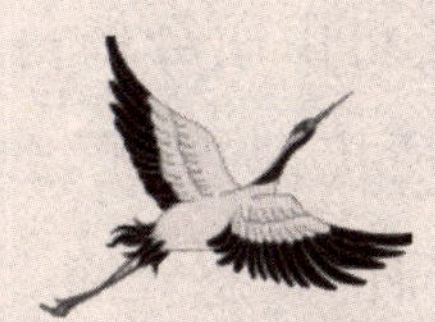

静心养性益延年

人生是一场漫长而深邃的修心之旅。在这场旅途中，我们历经风雨，感受世事沧桑，而最终的目的便是追求内心的宁静与平和。正如古人所言："心静则身安，万物静观皆自得。"一个人最好的内心修炼是静心。为什么这么说呢？因万事万物感传于心，心神日理万机，常常处于动而难静的状态。如果心神过于躁动，神不内守，乱而不定，必然扰乱脏腑，耗伤气血，轻则招生疾病，重则催人衰老，减短寿命。所以养神之道，贵在一个"静"字。

欲使心神清静，关键就是要保持思想上的"恬淡虚无"。这里的"恬"意味着内心无所拘束，自由而舒畅；"淡"则代表着对外界无所追逐，不为外物所扰；"虚无"则是指一种超脱世俗、回归自然、心无挂碍的状态。简而言之，"恬淡虚无"就是要求我们摒弃杂念，畅达情志，使心神宁静、淡泊，从而达到"静养"的目的。

清静养神有利于防病去疾，促进健康。《素问·生气通天论》说："清静则内腠闭拒，虽有大风苛毒，弗之能害。"意思是说，保持思想宁静元虚，意志平和调顺，人体正气充盈，肌肤固密，即使有很强的致病因素作用，也不会受到侵害。反之，心躁乱而不静，则可能招灾致祸，故《素问·痹论》说："静则神藏，躁则消亡。"元代医学家罗天益在《卫生宝鉴》中也强调："心乱则百病生，心静则万病息。"

清静养神有利于抗衰防老，益寿延年。《素问·阴阳应象大论》说："是以圣人为无为之事，乐恬淡之能，从欲快志于虚无之守，故寿命无穷，与天地终，此圣人之治身也。"古人之所以强调心神清静方可与天地同寿，是因为心神安静者，其精气日渐充实，形体随之健壮，自可延年益寿；相反，心神躁动者，精气日益耗损，形体必然过早衰老。古人所强调的"静者寿，躁者失"亦是同理。

《素问·灵兰秘典论》说："凡此十二官者，不得相失也。故主明则下安……主不明则十二官危，使道闭塞而不通，形乃大伤。"心神能正常行使统帅调节职能，则各脏腑组织协调有序，活动正常；反之，心神不明，则危及各个脏器，甚至整个生命。所以，静心对保持健康尤为重要。

宋代词人秦观，因政治上倾向旧党，屡遭贬谪，精神苦闷，心境忧郁，竟致卧床不起。得知此事的友人高仲符，特意携带着唐朝诗人王维的一幅珍贵画作《辋川图》前来探望，并告诉他："阅此图可以治疾。"秦观得画甚喜，阅于枕上，不由得全身心陶醉于山水楼台之中。在不知不觉中，秦观的情志畅达了，脏腑调和了，数日之后疾病竟完全治愈了。

书画保健疗疾的例证并非我国独有。在美国，一家医院巧妙地运用"画窗"疗法，通过屋顶的玻璃窗投射出葱郁的树木和斑驳的光影，营造出一个宁静而美丽的自然环境，以此来减轻患者的忧虑，排解病中的无聊，带来心灵慰藉，促进医疗效果。而在日本，画廊则成为了一个独特的疗愈空间。典雅的装饰、柔和的灯光和悦耳的音乐让人们欣赏艺术作品时，暂时忘却繁忙和喧嚣的现实生活，进入一个纯净而忘我的艺术世界，让人们的心灵得到滋养的同时，身体也得到了保健。

清代画家方薰在《山静居画论》中有精辟见解："画家一丘一木、一草一花，使望者息心，览者动色。"书画之所以祛病延年，其中奥秘在于以下几点。

第一，静心养性。"一管在手，万念俱消"。书画创作时，需要绝虑凝神，心平气静，一心追求墨迹的完美，使大脑“入静”，这无疑是一种精神的寄托方法。

第二，美意延年。书画家在完成作品之后，除享受美的艺术外，创作欲还能够得到满足，喜悦之情油然而生，对身体健康有益。创作者和观赏者通过对书画的赏鉴，触发情感产生双向的心理保健效果。

第三，乐观生寿。书画家特别是山水画家，大多处世乐观，为人豁达，心胸开阔。这得益于他们壮游万里，饱览河山无限风光。

第四，强健体质。书画运笔本身就是一种较全面的身体运动。另外，外出写生，跋山涉水也是一种强健体魄的运动锻炼。

当然，书画只是一个例子，懂得了上述奥秘，我们也可以去寻找更适合自己的方式，如冥想、阅读、垂钓、下棋等，以实现静心延年的目标。

恬淡虚无，身心平和

《黄帝内经》中说：“夫上古圣人之教下也，皆谓之虚邪贼风，避之有时，恬淡虚无，真气从之，精神内守，病安从来。”也就是说，要想不患病，需要内外兼修，对外要注意防范外邪的侵袭，对内要注意调摄自己的精神，避免情志过激。

这里所说的“恬淡虚无”指的是一种内心的平静和淡泊，让我们远离名、利、声、色等欲望，保持一种宁静和安详的状态。在这样的状态下，减少对身心的伤害和消耗，从而有助于身体的健康。

在历史上，有一位名叫陶渊明的文人，他深感官场污浊，无法容忍其中的虚伪和争斗。于是他选择了辞官归隐，过上了“采菊东篱下，悠然见南山”的生活。在隐居的日子里，陶渊明不问世事，看淡名利，在这种“恬淡虚无”心境下，他的创作灵感源源不断，写出了许多脍炙人口的佳作。而且这种心境也让他能够更好地享受生活，精神上十分富足，他的身体状况一直保持得很好，即使到了晚年也依然精神矍铄。

在现代社会这个充满竞争和压力的环境中，我们虽然不能做到像陶渊明一样归隐田园，但是我们应该学着放松自己的心态，把名利、地位、钱财等看淡一些，身体健康才是最重要的。相信我们身边不乏一些为了名利、地位、钱财而奔波应酬的人，他们因为饮食不规律、过量饮酒而损害了自己的身体，轻者可能患上胃溃疡、肝硬化、糖尿病，严重者可能罹患癌症。《黄帝内经》中“静则神藏，躁则消亡”亦同理，通过追求内心的平静，我们可以更好地滋养和保存我们的精神力量，保持身心的健康和平衡。同时，我们需要学会放下内心的欲望和执念，避免过度的追求和贪婪。

只有当我们保持这种恬淡虚无的状态时，体内的真气才能够顺畅地流动，按照其应有的路径运行，从而维持人体的健康和平衡。这里的“真气”是内经中的一个重要概念，它由先天元气与后天水谷之精气结合而化生，被认为是维持人体生命活动所必需的一种能量。简单来说，我们无法控制自己的心跳和胃肠蠕动，但真气却在默默地督促着内在脏腑的运作。

举个例子，当我们的手被划破时，假设我们的身体处于“恬淡虚无”的状态，那么我们的“真气”就会自动运行，将气血运到伤口处进行修补。这时，我们可能会突然感觉到伤口处的小动脉在跳动，这就是“真气从之”的表现。真气充盈不仅能够帮助我们更快地恢复伤口，减少感染的风险，还能够更有效地滋养身体和脏腑，提高人体的免疫力。然而，如果我们的身体充满了杂念和欲望，“真气”就不能顺畅地流动，从而导致身体出现各种问题。例如，当我们过度消耗自己的“真气”时，就可能导致身体虚弱、免疫力下降等问题。

有人可能会误解“恬淡虚无”的真正含义，认为它是一种消极摆烂的生活态度，如工作上拖延、敷衍，学习上不思进取，生活上没有热情，凡事消极应对。然而，“恬淡虚无”绝非倡导我们消极摆烂，而是一种面对生活挑战时的智慧态度。

在学习上，面对繁重的课业和考试压力，我们时常感到焦虑和迷茫。然而，如果我们能够秉持“恬淡虚无”的心态，不被成绩和排名所束缚，而是专注于知识的汲取和思维的拓展，那么学习就会变得轻松有趣。正如古人所说，“学而时习之，不亦乐乎”。通过减少物质的追求，我们能够更深入地理解知识的本质，享受学习的乐趣。

在生活中，我们同样可以运用“恬淡虚无”的原则来应对各种挑战。面对工作的压力和复杂的人际关系，我们不应过于焦虑和急躁，而是要学会放下包袱，保持一颗平静的心。当我们遇到困难和挫折时，我们不应过于执着于结果，而应专注于解决问题的过程。通过简化生活，减少对物质的追求，我们能够更加专注于家人和朋友的相处，享受生活的美好。

“恬淡虚无”不仅是一种积极的生活态度，更是一种深层次的精神修炼。它教导我们在纷繁复杂的世界中保持内心的平和与宁静，进而达到“精神内守”的境界。“精神内守”让我们能够不被外界的压力和困难所影响，保持冷静、镇定地思考，更好地明确自己的目标和方向，从而做出更明智的决策和行动。

总的来说，要想保持身心健康，就需要做到内心的平静和淡泊，让真气顺畅地流动，同时保持精神的集中和稳定。只有这样，我们才能够有效地预防疾病的发生，保持身心的健康和活力。

欲“静”先“淡”

《黄帝内经》教导我们追求“恬淡虚无”，强调“志闲而少欲”，通过减少不必要的欲望，我们可以更加专注于自我精神修养，从而达到安静、和谐的心灵境界。明代医家龚居中在《红炉点雪》中说：“若能清心寡欲，久久行之，百病不生。”这同样强调了“清心寡欲”的重要性。这些古老的智慧告诉我们，要想获得内心的宁静，首先需要学会淡泊。只有当我们减少私欲，不被外界的纷扰所左右时，我们的精神才能守持于内，达到真正的宁静。

《太上老君养生诀》列出了养生的六大要素，其中首要的就是“薄名利”。同时，诸葛亮那句著名的“非淡泊无以明志，非宁静无以致远”也强调了淡泊与宁静之间的紧密联系。因此，我提倡“七淡”养生法，这对老年人尤其重要。这里的“七淡”不仅涵盖物质层面的淡泊，更包含了精神层面的超脱与宁静。

第一，淡泊名利。名利本是身外之物，生不带来，死不带去。若不自觉地专注追名逐利，把名利当包袱来背，定会越背越沉重，压得你喘不过气。到头来，落得个身败名裂，又何苦呢？

第二，淡漠荣辱。人生道路是曲折的，有过理想和失望，有过喜悦与忧伤，也有过光荣与屈辱；不要对个人得失耿耿于怀，对荣辱更应置之度外。做到受宠不惊，受屈坦然。

第三，淡忘年龄。人上了岁数，一般都忌讳年高，容易产生恐惧心理，常把“老了”“不中用了”挂在嘴边，这是情感的反映和坐待人生结束的心态，会给自身健康笼罩阴影，对身体产生消极影响。著名作家毕淑敏曾说：“不要计较何时年轻，何时年老。只要我们生存一天，青春的财富就闪闪发光。能够遮蔽它的光芒的暗夜只有一种，那就是你自以为已经衰老。”所以年龄大一点的人要认识到自己有经验丰富的优势，当今社会需要老年人做的事情很多，只要淡忘年龄，从心理上解放出来，人生就必定能再次创造价值。

第四，淡忘形体。庄子说：“养老者忘形”。就是说，修身养性应忘却自己衰老形体的存在，这样就什么也不怕了。例如，遇病能正确面对，不悲观，不焦虑，不消极，积极治疗，自然有利于战胜病魔，康复身体。

第五，淡化衣食。对于起居饮食，不要要求过高。

要正视老年生理的变化，住处幽静，衣当保暖，吃宜清淡，不追求奢侈、挥霍，不放纵饮食口欲，避免因此而伤害身心。

第六，淡薄情怀。学着像苏东坡一样笑对人生。无论是仕途坎坷，还是屡遭贬谪，他都能将一切喜怒哀乐淡然处之，作诗赋词，寄情山水，神情超脱于世俗之外。以豁达之心视有若无，将生活的点滴化为笔下的风华，展现了真正的宽度与深度。

第七，淡水交友。古人说："君子之交淡如水。"我们交朋友，也要遵循这一古训。真正的朋友不在于物质的交换，而在于心灵契合、志同道合、情投意合，彼此间更多的是情感的交流和相互的支持。交朋友对任何年龄的人都是有益的，尤其是结交一两个知己，更是好处多多。友谊能够驱散失落、孤独和寂寞，给予心灵以慰藉。朋友间通过互相帮助、取长补短，不仅能够增加生活的乐趣，还能使生活更加充实、美好，有助于身心健康、延年益寿。

正所谓"欲静先淡"，学会以淡泊之心应对世间万物，方能心静如水，身康体健。"七淡"养生法，蕴含此理，实践之，则养生之道自成。

试试神志养生法

《灵枢·本神》中说："天之在我者德也，地之在我者气也，德流气薄而生者也。故生之来谓之精，两精相搏谓之神……意之所存谓之志……"这句话是说，当天地的力量交织，阴阳相互感应，生命诞生便得以启动，人的神志也得以孕育滋养。神志的概念，涵盖人的精神、意识和思维活动。

基于这一理解，我来给大家谈一谈"神志养生法"。这是一种通过内心世界的自我调节，排除贪念，保持心态平和，从而实现健康长寿的方法。怎么做呢？大家可以尝试做以下几点。

第一，少私寡欲。少私寡欲是指对自己的"私心"和"贪欲"要进行自我克制并清除。

我国春秋战国时期的著名思想家老子、庄子是神志养生法的倡导者，他们提出了"见素抱朴，少私寡欲"的思想，即为人要质朴，不要私心太重，欲望太多。人生在世很难做到无私无欲，但私欲不可过多、过高。何谓贪欲，是指那些可遇而不可求的事物，贪欲常是造成痛苦的根源。有位作家解释三种痛苦的原因时说："想得到却得不到——痛苦，经过艰苦的努力得到了，却发现不过如此——痛苦，得到的东西不经意丢掉了，事后才知道原来很重要——痛苦。"

所以，要想减少痛苦，保持一颗快乐的心，最重要的是学会克制自己的欲望，做到减少甚至摒弃贪欲，这样我们才能淡泊名利，处世豁达，性格开朗，从而有助于心神的清静内守，保持良好的心理状态。《黄帝内经》中提到的"恬淡虚无，真气从之"，也是教导我们要少私寡欲。平时恬淡虚无，与世无争，自然会精神内守，阴阳平和，气血旺盛，邪无所容，才能百病不生。

第二，知足常乐。知足常乐是指对自己所处的生活与工作环境要有充分的满足感。

《素问·上古天真论》认为，若能"志闲而少欲，心安而不惧，形劳而不倦，气从以顺，各从其欲，皆得所愿"，就可"年皆度百岁，而动作不衰"。究竟名利和身体谁更重要？当然是身体。如果为了猎取名利，而全然不顾自己的身体，岂不是因小失大，得不偿失？无疑，如果一个人斤斤计较，患得患失，唯名利是图，久而久之，必然会损伤心神，影响健康。

老子曰："乐莫大于无忧，富莫大于知足。"这里的"无忧"和"知足"源自我们内心的体验和感受，它们是情感世界自我平衡和调节的结果。在人生的旅途中，每一个人都有自己的角色，所以应该对自己的角色具有充分的满足感。"知足常乐"就是这种满足感通过自我内心世界的调节使之达到最高值。鱼儿不必羡慕鸟儿能够在空中飞翔，鸟儿也不必羡慕鱼儿能够在水中遨游，要珍惜自己拥有的东西。如果你总是去想自己拥有的东西，你就会感到满足、感到快乐、感到幸福，心神自然清净；如果你总是去想别人所拥有的东西，你就会感到失望、感到沮丧、感到不幸，心神就会感觉不安。自己对所处的生活环境（如家庭生活及居住环境）和工作环境具有充分的满足感，心情自然会愉快。一个人如果能做到无忧无愁、知足常乐，就会有一个好心情，就会感到人生的道路上充满阳光和欢乐，这样的人自然会健康长寿。

"多思则神殆，多念则志散，多欲则志昏，多事则形劳。"我们应该学着满足现状，但满足现状并不意味着停滞不前，不思进取。相反，它应该是我们在珍惜和享受当前生活与工作状态的同时，仍然保持着一种积极向上的态度。这种满足与进取并存的心态，正是神志养生保健方法所倡导的重要信条之一。

第三，心胸豁达。心胸豁达是指性格开朗，心胸坦荡，气量大。

我国对 90 岁以上的长寿老人进行调查的结果表明，长寿的主要原因不在于物质条件，而在于精神状态。长寿老人能够长寿与其心胸豁达、性格开朗、知足常乐、衣食随缘、与世无争、随遇而安的精神状态有关。

保持心胸豁达的方法之一，就是要“走出小天地，融入大自然”。也就是说，不要总把自己封闭在家庭的小天地里，要走出家门，去饱览自然界给我们的恩赐——青山绿水，风景名胜，去感受大自然的情趣。花上飞蝶，草间昆虫，枝头歌鸟，水中游鱼，以及山野里的小动物，都能让人们感受到生活的乐趣，使人有一种脱俗入雅的感觉，有利于胸襟豁达和性格开朗。试想一个“上观黄山之云海，下望碧海之波涛，以苍松翠柏为伴，以闲云野鹤为友”的人，还可能为日常生活中仨瓜俩枣的得失而苦恼吗？

此外，在处理家庭琐事和人际关系上应该更豁达大度。夫妻之间要注重感情，淡化道理；强调优点，忽视缺点；忘记过去，重视当下。同时，在生活中的一些琐事处理上要“难得糊涂”，对子女的事要坚持“只提供建议和帮助，绝不能包办代替”的原则，要相信他们有能力处理好自己的事情。与朋友相处时要远距离看人，近距离看己，做到严于律己，宽以待人。心胸豁达不仅有助于营造和谐的家庭氛围和维持亲密的朋友关系，还能够让我们更好地面对生活中的挑战和困难，保持身心的健康与平衡。因此，培养心胸的豁达是我们追求健康的必修之路。

第四，多行善事。多行善事是指多做一些助人为乐的好事，从中体验到幸福感和满足感。

所谓多行善事，古人称“积德行善”，现在称“助人为乐”，都是指人们根据自己的能力贡献出爱心来帮助那些需要帮助的人。善事可大可小，其价值并不在于外在的规模和影响，而在于内心的真诚和善良。大者如捐献巨额资金以救灾或助学，这些善举能够拯救无数人的生命，改变无数人的命运，其影响深远而广泛。小者如为迷路的人指路，虽然看似微不足道，却能在关键时刻给予他人希望和温暖，其意义同样非凡。无论是大善还是小善，都值得我们去珍视和践行。

多行善事不仅能让我们的内心感到无比的满足和愉悦，忘记烦恼和疲惫，减轻精神压力；同时还能促进气血的流通和脏腑的正常运行，提高身体的免疫力和抵抗力，让我们远离疾病。

讲到这里，建议大家不妨试试神志养生法，相信在亲身体验中，你定能感受到它所带来的诸多益处。

顺其自然寿自高

《黄帝内经》作为中医经典之作，其中的“心安而不惧”这一思想为我们指明了健康路上的一个重要方向。它告诉我们，在追求健康和长寿的过程中，保持内心的平静和安宁至关重要，不刻意强求、顺其自然的人，往往能走得更远。

东汉时期的杰出哲学家王充，对于延年益寿之道有着深刻的见解。他坚信延长寿命并非遥不可及的梦想，关键在于如何顺应自然之道。王充在《论衡》一书中详细阐述了其观点，认为“人生皆当受天长命”，即人生在世，皆应享有天赋的悠长寿命。他还进一步指出，“人生于天地，天地无为，人禀天性者，亦当无为”“人本于天，天本于道，道本其然，顺乎其然，即是最上养生之道”。人的本质与天性源于天，而天的本质则基于道。道，作为宇宙间最本质的规律，其本身就是自然而然的。因此，人若能顺应这种自然而然的状态，就是达到了最上等的养生之道。他提出的“无为”并非消极放弃，而是强调一种与自然和谐共生的生活方式，即在尊重自然规律的前提下，不过度干预和强求。《黄帝内经》中也有着类似的观点。书中提到“上古之人，春秋皆度百岁，而动作不衰”，关键在于上古之人“法于阴阳，和于术数”，完全顺应自然的规律来生活。这种顺应自然的生活方式，使得他们的身心得到了充分的滋养，从而达到了延年益寿的效果。

人的寿命长短既受到先天遗传因素的深刻影响，也与后天的保养方式紧密相关。若先天禀赋强健，身体发育健全，再加上后天的保养方法合乎生理规律，其人便能尽享天年。若先天条件稍显不足，但能够通过后天的精心保养来弥补，同样也能增加寿命。然而，若先天条件优越，但后天却不断违背生命的自然规律，其人很可能无法长寿。

有一个有趣的现象：在古代，那些生活在穷乡僻壤的人们，长寿者往往占据了很大的比例。他们并没有刻意去研究长寿之道，而是顺应自然，过着简单而真实的生活。在深山中的某个村落，村民们日出而作、日落而息，忙时辛勤耕耘，闲时则享受宁静的乡村生活。他们不追求过多的物质享受，也不为琐事而烦恼，而是让心灵与大自然和谐共鸣。这种生活方式让他们精力充沛，尽享天年。

顺应自然，实则是防老抗衰、祛病延年的核心要义。当我们刻意违背自己的生活习惯，强行压抑或扭曲自己的意志去恪守那些过于极端的养生戒律时，这无疑是对自己的身心进行的一种不必要的虐待，结果往往适得其反。例如，有些人为了追求健康，过度严格地限制饮食，尝试网络上很火的哥本哈根减肥法、碳循环、轻断食之类，最终导致营养不均衡，反而影响身体健康。同样，有些人为了健身效果，长时间进行高强度锻炼或每日跑步过量，导致身体过度疲劳，甚至引发运动伤害。这样的报道屡见不鲜：湖南长沙一年轻小伙高强度运动后引发急性肾损伤入院治疗；河南周口马拉松运动中有人在长跑后突发心梗去世，专家考虑是高强度的长跑运动对其心脏造成了不可逆转的损害。当然，我们也不能因此而放纵任性，随心所欲、毫无节制地“顺乎自然”。比如有些人可能会放纵自己的食欲，摄入过多高热量、高脂肪或高糖分食物，导致体重增加、肥胖和相关的健康问题；有些人完全根据自己的心情和喜好来决定作息时间，熬夜玩游戏、看电影或工作，导致生物钟紊乱，影响睡眠质量和身体健康。由此可见，过度放纵和刻意压抑都无法达到身心的平衡与和谐。

近代著名中医大家张赞臣先生曾言：“顺个性而生活，随爱恶而取舍，不逆乎自然，毋戕乎自身。”在生活中顺应个人的本性和喜好，顺应自然规律，不仅保护了自身健康，更铺就了一条通往长寿的康庄大道，正所谓“顺其自然寿自高”啊。

修炼不生气的境界

我在前面提到过，生气作为一种情感的自然流露，偶尔出现是可以理解的。关键是，我们应当迅速调整自己，避免长时间陷入生气的情绪中。那么，如何让一颗生气的心在短时间内恢复平静呢？办法就是要修炼一种平和心态。

平和心态，其精髓在于超脱于物质的得失与个人的喜怒哀乐，从而保持长久的内心宁静。佛教中有个术语叫“八风吹不动”，正是用来阐述这种境界的。所谓“八风”，即指世间八种境界，包括利益、衰败、诋毁、赞誉、称赞、讥讽、困苦和欢乐。大概意思是说，一个人无论处于顺境还是逆境，无论得到他人的赞美还是诽谤，都能保持心灵的平静，不为所动。这种超脱和坚定正是平和心态的至高境界。

说到这里，我想跟大家分享一个故事：一位僧人为一家施主做法事，事后施主发现家中丢失二十两白银，便怀疑是僧人所为，于是气势汹汹地到寺院中问罪索取。

僧人明白来意后，取出白银二十两说："施主请把银两拿回去吧。"施主抓过银子气冲冲地回家去了。等他回到家中，弟弟告诉他，昨天因为事情紧急，来不及告诉哥哥，自己拿走了银子没有及时交代。他听后感到非常内疚和羞愧，急忙回到寺庙送还银两，向僧人道歉。僧人接过银子只说："阿弥陀佛，善哉，善哉！"

面对施主的诋毁与误会，僧人不解释、不争辩，展现出一种超凡脱俗的平和境界。这件事若发生在我们身上，绝大多数人或许会争辩以还自己清白，也许有人会立刻火冒三丈。这就是在生"闲气"。如果一时半会解释不清或真相长时间不明时，有些人还会对此耿耿于怀，这便是在生"闷气"。然而，生气实则是在拿别人的错误惩罚自己，这完全是没有必要的。

平和心态，自然之道，莫过于静。这就是说，平和心态还体现在一个"静"字上。水静，波澜则不惊；心静，才能不浮躁，去烦恼。

何为静？佛教中的风动幡动之争，把这个问题说到了极致。印宗法师为弟子讲经，有幡被吹动。印宗法师问什么在动。一个徒弟答是风在动，另一个徒弟却说是幡在动。印宗法师默而不语。这时，慧能说："不是风动，也不是幡动，而是你们的心在动。”印宗法师点头称赞，说慧能真正做到了佛家要求的心静之境界。心若静，则专注于法，外界之动，皆如浮云过眼，不扰其心。

由此观之，要想修炼“不生气的境界”，单纯控制情绪不过是治标之法，修炼平和心态、实现内心宁静方为治本之道。

第六章

情志调养祛病小方法

上古之人，其知道者，法于阴阳，和于术数，食饮有节，起居有常，不妄作劳，故能形与神俱，而尽终其天年，度百岁乃去。

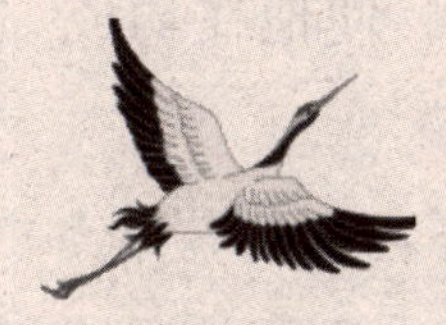

谦和忍让，延年益寿

谦和忍让，自古就被看作美德，它不仅是修身养性的重要内容，更是延年益寿的秘诀之一。《彭祖摄生养性论》有云：“神强者长生，气强者易灭。”龚廷贤在《寿世保元》中也明确指出：“谦和忍让，敬人持己，可以延年。”这些古人的醒世之言，无不教导我们，在纷繁复杂的世界中，学会谦和忍让，是保持健康长寿的关键。

在历史的长河中，许多杰出的人物都有谦和忍让的品格，其中，汉代的张良便是一个典型的例子。张良是刘邦的重要谋士，他深谙兵法，足智多谋。然而，他更为人所称道的是他那谦和忍让的品格。在面对权力和荣誉的诱惑时，他从不争功夺利，而是选择退居幕后，默默支持刘邦。正是这种谦和忍让的品格，使他在功成名就之后能够颐养天年，享受天伦之乐。

跨越时空界限，现代社会也有一些著名的科学家、艺术家和企业家，他们虽然在各自的领域取得了卓越的成就，但却从不骄傲自满，而是始终保持着一颗谦和的心。他们懂得尊重他人，善于倾听不同的意见，这种谦和的品格使他们能够不断进步，同时也赢得了人们的尊重和爱戴。我国著名物理学家赵忠贤常说："我这一辈子只做一件事，就是探索超导体、开展超导机理研究。"面对荣誉和赞誉，他总是归功于团队的合作与努力。这种谦和的品格使他在科学界赢得了极高的声望。

在人生的舞台上，我们每个人都在扮演着不同的角色，相互之间难免会有磕磕碰碰。然而正是这些磕磕碰碰让我们学会了谦和忍让。尤其是在老年时期，随着身体机能的衰退，我们更应该褪去锋芒，放下那些不必要的固执与骄傲，不再当"老小孩儿"，转而以一种谦和忍让的心态去面对生活中的种种挑战。

俗话说："忍得一时气，免得百日忧。"据古籍记载，唐朝张公活到一百多岁，长寿的经验就是一个"忍"字。他的族人曾把张公一生中忍让的事迹记录下来，写了一部《张公百忍全书》。此书在明末清初广为流传，影响颇大。现代有关资料也表明，在百岁老人的共同特点里，其中就有一条——忍，即"对误解宽容，得饶人处且饶人，谅人之短，帮人之过"，故而活得潇洒、长寿。

反之，凡事过分"较真儿"，甚至听几句闲言碎语、有一点小小的摩擦就着火，开口骂人，招嫌结怨，烦恼重重，以致伤神损寿。现代研究也表明，感情冲动、精神忧郁等强烈的精神刺激会破坏中枢神经系统平衡和体内免疫防卫机制，引起心血管等多种疾病。

综上所述，学会谦和忍让，以宽容之心面对生活，方能保持身心和谐，享受长寿之乐。

豁达免灾祛病

“高下不相慕”是《黄帝内经》里一句重要的养生格言。意思是人的社会地位有高有低，不必相互倾慕，而宜各安于本位。在现实生活中，要真正做到“高下不相慕”是非常困难的。自古以来，不少人为了高官厚禄互相残杀，连脑袋都丢了，还谈什么健康长寿？还有一些人，不但嫉妒别人比自己地位高，甚至连别人的才华、品德、名声、成就、相貌等高于自己时，都觉得不舒服，常常产生一种“无名火”，使心境抑郁、情绪烦躁。现代研究表明，妒火中烧之时，体内会发生一系列变化，如交感神经兴奋性增强、血压升高、血清素的活性水平降低，因而引起机体免疫功能紊乱、大脑机能失调、抗病能力下降。相反，如果我们心胸广阔，以豁达的态度面对世界，就能有效地免除灾难、抵御疾病。

我想给大家讲述一个关于高老的故事。高老是位高中教师，如今已年届九十，离休在家安享晚年。他从事语文教学长达半个世纪，桃李满天下，一些早年毕业的学生已成为大学教授或科学家。一次，几位相继退休的几个老学生相约去探望老师，他们惊奇地发现，高老依然鹤发童颜，精神矍铄，腰板硬朗，思维清晰。在谈话中，高老的话语依然富有哲理，逻辑性强，这让几位学生暗暗称奇。于是一位学生问起他的养生之道，众人猜想无非是经常运动、注重营养、药物滋补之类，谁知高老出语惊人，说他的健康长寿在于性情的豁达。

高老的一生是历尽坎坷的，学生时代，他是学生运动的积极参与者；新中国成立后，他当过优秀教师、人大代表；“文革”期间，他还被戴上“反动学术权威”的帽子，饱受皮肉之苦和人格侮辱，但他却挺过来了。后来他被下放到农村，住在一个四壁透风的小屋里，冬季严寒难耐，生活条件十分恶劣，他也适应下来了。这些都得益于他性格的豁达。

关于豁达，高老还给学生们讲到了美国第 32 任总统富兰克林·罗斯福的故事。一次，罗斯福家中失盗，被偷去了很多东西，他的朋友得知后，写信安慰他。罗斯福在给朋友回信中说：“谢谢您来信安慰我，我现在很平静，感谢上帝。因为：第一，贼偷去的是我的东西，而没有伤害我的生命；第二，贼偷去的是我部分东西，而不是全部；第三，最值得庆幸的是，做贼的是他，而不是我。”这些理由是他心情平静的原因，也是他豁达性格的体现。

从医学角度讲，性格豁达的人往往拥有心灵的宁静，心静则杂念除，杂念除则气血通，气血通则身心健。相反，如果一个人小肚鸡肠，受不了一点委屈和打击，那是适应不了现代社会的。在复杂的人际交往中，我们难免会遇到挫折和损失。如果遇到一点挫折就灰心丧气，遇到一点损失就耿耿于怀，对经济利益斤斤计较，心怀愤懑，郁郁寡欢，那么必然会损害健康，导致未老先衰。正如古医籍所说："积忧不已则魂神伤矣，愤怒不已则魂神散也。喜怒过多，神不归室；憎爱无定，神不守形。汲汲而欲则神烦；切切所思，神则败。"于是便短命夭亡。

现代养生学认为，自然界博大无边，人的欲望亦永无止境，若以有限的生命去追求无穷的物质利益，势必会损害健康、疾病缠身。因此，为了健康，我们要学会豁达。

宽容赶走疾病

记得有一个故事，讲的是楚庄王一次夜宴群臣，殿上的蜡烛忽然熄灭，这时有人暗中牵动王后的衣服，王后怒而扯下他的冠缨，并要求楚庄王严惩不贷。楚庄王没有这样做，而是命令大家在蜡烛重燃之前都扯下冠缨，尽情欢乐。这一宽容之举不仅化解了当时的尴尬局面，更在日后展现出了其深远的影响。当时吴兵攻打楚国，一个人在战场上英勇抗击敌人，立下了赫赫战功。楚庄王好奇地询问他的姓名和来历，他说："臣，便是先殿上绝缨者也。"

这个故事告诉我们，宽容是一种力量，它不仅能够化解矛盾，还能激发人们内心深处的善意和勇气。在生活中，我们难免会遇到各种不如意的人和事，如果我们总是怀着怨恨和愤怒去面对，那么这些负面情绪就会像毒药一样侵蚀我们的心灵，从而引发各种疾病。相反，如果我们能够学会宽容，用理解和接纳去对待他人，那么我们的内心就会充满阳光和正能量，疾病也会因此而远离我们。

“人非圣贤，孰能无过。”圣贤也不例外，人总是要犯错误的，这些错误常常会刺激人、伤害人、迁怒人，使平静的生活风波骤起。朋友不忠、邻里不睦、夫妻不和、同事不谐等，都会使我们陷入感情沼泽，使我们悲伤、痛苦、气愤，甚至憎恨。即使我们压抑、克制，不让“火山”喷发，但怒气也很难消失，它会像阴影一样时刻伴随着我们，影响我们的思想、感情、工作、学习和生活。这时如果不用宽容来调节自己的情绪和冲动，就会得理不饶人，做出损害别人的事，造成同志疏远、家庭不和，甚至以错反错，在公众中造成不良影响。

宽容是处世做人的一种高贵品格，它并非软弱的体现，而是一种内在的坚韧与智慧。历史上，无数杰出的人物都以宽容之心对待有缺点的人、反对过自己的人，甚至曾经损害过自己的人。这种宽容不仅彰显了他们的大度，更体现了他们前瞻性的远见。以唐太宗李世民为例，他开创了“贞观之治”的盛世局面。李世民深知，一个国家的繁荣稳定离不开人才的汇聚。前来投奔的英才中有一位叫魏征，曾是太子李建成的谋士，多次建议太子对付李世民，然而李世民即位后，并未因此记恨魏征，反而以宽容之心接纳了他，并委以重任。魏征也以忠诚和智谋回报了李世民的宽容，为唐朝的繁荣稳定贡献了自己的力量。再如，春秋时期的齐桓公，他能够宽容对待曾经射伤自己的管仲，并任用他为相，最终使齐国成了春秋五霸之一。因为他明白管仲的才华对于国家的发展至关重要，因此他选择放下个人的恩怨，以宽容之心接纳并重用管仲。这种宽容不仅展现了齐桓公的大度，更让世人看到了他对国家未来的远见。

讲到这里，我们应当深刻领悟到，宽容绝不等于姑息错误，也并不是弱者的象征，而是爱心和坚强的有力展示。相比之下，那些吝于宽容之人，才是真正的弱者，因为他们害怕面对挑战和伤害。

宽容包含温柔和友爱，显示了气度和力量。宽容会使我们“大肚能容天下难容之事”，不计较个人的恩怨得失，把友爱看得更有价值，把自己塑造得更加完善。宽容并非易事，它需要勇气去面对伤害，需要爱心去拥抱差异，需要无私的付出和奉献。当我们选择将“宽容”这份礼物赠予他人时，我们也在努力赶走疾病，为自己铺设一条通往健康与幸福的道路。

敞开心扉，切莫独忍

《黄帝内经》认为："怒则气上，思则气结。"生活中的不顺往往容易让人情志不畅，情郁于中，此时就要及时排泄，及时发遣，切莫忍气，因为日久会气结而成疾患。

俗话说："人无千日好，花无百日红。"无论是夫妻、朋友、上下级之间，都会发生矛盾，这时就要采取合适有效的"吐"的方法，把心里的怨气、怒气、恶气吐出来，帮助我们维持良好的情绪，使我们有效、灵活地应对各种变化，健康、愉快地生活。

但是在现实生活中，我们常常看到一些人因为遇到不如意的事情，受了委屈、被误解或冤枉等，产生一股怨气、闷气、怒气乃至恶气后，反而独自隐忍下来，这样往往会憋出各种疾病，而"气"憋成的病，一般又是难治之症，如神经衰弱、忧郁症、内分泌功能失调、心脏病、神经病等。

长期压抑自己的情绪出现忧郁症时，大哭更是一种有效的缓解方式。因为泪水不仅能帮助我们释放内心的压抑，还能将体内过剩的压抑物质如甲状腺氨酸一并排出，使人体物质本能地恢复平衡，从而有效消除压抑感。

俗话说：“真正的勇士，不是没有眼泪的人，而是愿意含泪奔跑的人。”同样，真正的智者，不是没有怨气的人，而是懂得如何合理宣泄怨气的人。

宣泄的方法有很多，比如找一个值得信任的亲友、伴侣或心理咨询师，向他们倾诉我们的感受和困扰。有时候，仅仅是说出来，就会感觉轻松许多。而且，对方可能会给我们提供一些建议或支持，帮助我们更好地应对问题。如果不想直接与他人倾诉，那么我们也可以把心中的不满和怨气写成日记，这样既可以宣泄情绪，又可以整理思绪。随着时间的推移，还可以回顾这些记录，看一看自己的成长和变化。再比如可以参加跑步、游泳、瑜伽、跳舞等运动，也能帮助我们释放压力、宣泄怨气。甚至我们可以选择大骂一顿，大哭一场。像在国外，就有一种叫“发泄俱乐部”的存在，并且逐渐成为一种流行的宣泄方式。它提供一个安全、私密的环境，让人们在不伤害自己和他人的前提下，通过破坏物品、尖叫、拳击等方式，将内心的愤怒、焦虑、压力等负面情绪彻底释放出来。在发泄俱乐部中，人们可以暂时摆脱日常生活的束缚和压力，将注意力集中在自己的情绪上，通过宣泄和释放来减轻心理负担。

现代医学研究表明，当负面情绪超出了人体生理活动所能自然调节的范围的，它们可能与其他内外因素相互交织，从而增加患癌症的风险。

而在对癌症患者进行心理调查时，科学家们也发现，那些常常克制、压抑自己情感，或持有不满和悲观情绪的人的占比很高。医学界的一项调查表明，在食管癌患者中有56.5%的人在生病前有忧虑和急躁消极情绪；另一项调查结果表明，性情急躁者占癌症患者的69%，并且在患癌前半年有过重大精神创伤。还有调查发现，癌症患者病前有明显的不良心理因素影响者高达76%，而患一般疾病的人却只占32%。以受到精神刺激强度来比较，癌症组患者所受到的精神刺激强度比一般组患者要强。

总的来说，长期独自压抑和忍耐负面情绪不仅无法解决问题，反而可能加重心理负担，最终导致各种疾病。因此，我们应学会主动敞开心扉，寻求情绪的出口，找到适合自己的方式去发泄和释放。这既是对自己的关爱，也是对生活的一种积极态度。

端正心思，改变态度

自然是平衡的，天人相应，所以人也应该保持一种平衡的心态。正如《大学》所言：“心不在焉，视而不见，听而不闻，食而不知其味。此谓修身在正其心。”意思是，修身养性的核心在于正心，即端正我们的心思，并且告诉我们要时时反思自己的心态与行为，是否符合自然之理，是否符合仁义之道，是否符合养生之法。春生夏长，秋收冬藏，世间万物因时而生，因时而灭，身体也是如此。我们不能为了享受，不顾身体的承受能力，盲目进食、追求刺激，最终落个身心疲惫，百病缠身。

生存在当前这种瞬息万变的社会，人们心态极易受到各种物质的诱惑而失衡，忙忙碌碌而不知所为。再加上工作压力大，许多应酬接连不断，人情关系错综复杂，健康的概念也随之淡化，人们在肆意挥霍着自己的健康，也为此付出惨重的代价。

君子问祸不问福，可凡人多求富，来之即喜，失之即忧，而不知“福兮祸所伏，祸兮福所倚”。曾子曰：“吾日三省吾身。”这种从自己身上找原因、找改进的方法，不仅可以修正我们的行为举止，而且对身心健康大有裨益。在佛教中，这种方法被称为内参，道家则称为返观内照，两者殊途同归，旨在让我们时常净化内心的纷扰，处事不惊，保持一颗平和中正的心态。举个例子，当我们遇到不顺心的事时，如果一味地抱怨外部环境或责怪他人，只会让自己陷入更加消极的情绪之中。而如果我们能够像曾子那样从自身找原因，思考如何改进，那么我们就能够从中汲取教训，获得成长。同时，这种心态也会让我们的身体感受到轻松与愉悦，从而远离疾病的侵扰。

切记人生需要生活，但万万不可为生活所累。端正思想，调整心态，平静追求，凡事多以平常心对待，感悟生活之道，其乐无穷，健康幸福。生活之路要一步步走。每当迈出一步时，我们都需要反思是否偏离了正确的方向，是否违背了内心的良知。若有偏差，应及时纠正，并清除心中的杂念和烦恼，以确保自己始终走在正确的道路上。

老子说：“重为轻根，静为躁君。……轻则失根，躁则失君。”“夫物芸芸，各复归其根。归根曰静。静曰复命，复命曰常，知常曰明。”所以，怎样静下我们的心，才是明心的关键所在。

“遇心绪烦乱之时，侧卧于榻上，遂静心数息，数至数百，则心火下降，气爽神清，烦劳不苦，智慧聪明。”这是清代名医汪昂所教静心之法。他告诉我们：心绪烦乱的时候，索性暂时抛却琐事，安静一段时间。此时无论你做什么事，因为受到情绪的影响，都不会起到好的效果，反而无益于事情发展。

要使我们内心常清、常明、常静，让纷乱心绪如秋叶般自然脱落，不再扰乱心神，这对防病治病至关重要。而这一切的核心便在于端正心思，改变态度。这需要我们放下太多执着；值得注意的是，放下执着并不意味着放弃追求，而是要我们学会调整自己的期望与心态。当追求过多而让我们迷失方向时，当世间的纷扰让我们失落时，保持平静的态度，你会发现幸福其实就在身边。

五行之人的情志调节

中医依据五行学说，将人的个性特征巧妙地划分为五大类型，这一分类体系旨在为个人量身打造健康保健与情志调节的专属方案。接下来，我将深入阐述这五种类型及其相应的情志调节策略。

（一）火行之人

性格特征：急躁，易发怒，好与人争，有气魄，喜进取，做事快，胆量大，性直爽，神情常处于紧张状态。

情志调节：加强自我修养，自觉地养成沉着冷静的习惯。少与人争，以减少激怒。放风筝、钓鱼，陶冶情操。种花消闲，赏花悦心，森林逸兴，书画静神。

居室布置：室内、衣着常使冷色，以合欢枕、菊花枕、长寿枕睡觉。

气功练习：以练静功为主，加强意识内守。

饮食提示：远烟酒、辛辣厚味和肥腻助阳之物，多用清淡、滋阴之品。

时节宜忌：此类人一般耐春夏，不耐秋冬。一年之中春夏之交，一日之中巳午之时，应注重养心安神，避免情绪波动。广东等炎热区域每天最好冷水浴，以收镇静之效。

（二）木行之人

性格特征：内向，神情低沉，心胸狭隘，处事忧虑，多愁善感，颇有才智，好用心机，心常苦闷，做事认真，胆小自卑，怕与人事，神情常处于抑郁状态。

情志调节：多读积极的、鼓舞性的、富有乐趣的、展现美好生活的书籍，培养自己开朗、豁达的胸怀。常外出旅游，以畅心胸。

居室布置：宜明快，以暖色喜色为主，应用香料灌枕睡觉，以爽神畅志。

气功练习：强壮功、保健功、站桩功。

饮食提示：少量饮些酒和咖啡，以活动血脉，提高大脑皮质的兴奋灶。常食梅花粥、陈皮粥、山楂粥之类，疏肝利气之品。

时节宜忌：此类人耐春夏，不耐秋冬。一日之晨午，一年之春夏，阳气升发，其人神情爽朗；而夜晚、秋冬，阳气潜伏，气氛压抑，易郁闷，应避免忧愁之事发生。

（三）土行之人

性格特征：开朗，神情豁达，多智少愁，心情安定，不急躁，喜交往，随机应变，适应性强。

情志调节：重在“静神”，除阅读、音乐、文娱、香花、泉疗外，要多做具体工作和多干实事。闲暇之余，可移花种木，习书画，钓鱼，以凝神静志。

养生之道：切忌饮酒作乐、无事聊天、高谈阔论，以免大伤神气。多眠少动。一夜不眠，十日难复，应该特别注意。

气功练习：静养功。

饮食提示：以清淡为宜。

时节宜忌：此类人一般耐秋冬，不耐春夏。一年之中春夏之季，一日之中晨午之时，应注意凝神静志，精神内守。

（四）金行之人

性格特征：坚毅，果断，目标明确，逻辑性强，重原则，善决断。

情志调节：重在“调和”，多进行调和身心的活动，如太极、瑜伽、舞蹈等。闲暇时，可练习书法、品茶。

居室布置：宜简洁大方，色调以白色、金色为主，可摆放一些金属饰品或圆形物件以助调和。

气功练习：以调和为主的呼吸法，如深呼吸、腹式呼吸等。

饮食提示：以润肺养肝的食物为主，如百合、梨、枸杞、菊花等。

时节宜忌：此类人一般耐秋冬，不耐春夏。一年之中春夏之季，一日之中晨午之时，应注意避免过度劳累，保持良好的作息习惯。

（五）水行之人

性格特征：深沉，内敛，聪明伶俐，善于变通，富有洞察力。

情志调节：闲暇时，可进行阅读、写作、冥想等活动。

养生之道：重在“养肾”，故需多进行养肾护精的活动，如慢跑、仰卧起坐等。

居室布置：宜宁静、幽雅，色调以黑色、蓝色为主。

气功练习：以养肾护精为主的呼吸法，如深呼吸、静坐冥想等。

饮食提示：以补肾益精的食物为主，如黑豆、黑芝麻、核桃等。

时节宜忌：此类人一般耐秋冬，不耐春夏。一年之中春夏之季，一日之中午未之时，应注意避免过度消耗肾气和情绪波动，以养肾护精。

人的性格是在长期社会生活、教育和个人实践锻炼的交互影响下塑造而成的，因此一旦形成便相对稳定，并深深植根于个人的生活之中。性格不仅影响情绪的发生与变化，还关乎身心的健康状态，甚至影响疾病的发生和转归。然而，值得欣喜的是，性格并非一成不变，通过自我调整和努力，人们可以改变性格，进而减少与性格相关的疾病风险，甚至有助于原有疾病的康复。因此，通过上述“五行之人”的分类正确认识自己的性格，并采取相应的情志调节措施，对于促进身心健康至关重要。

第七章

养心祛病禁忌

故春秋冬夏，四时阴阳，生病起于过用，此为常也。

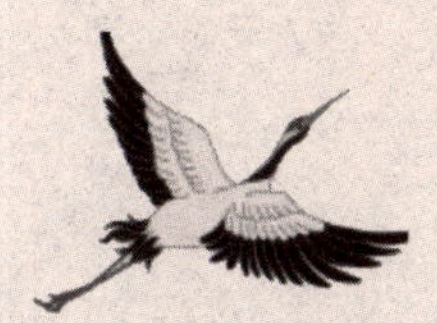

生气损身八害

《素问·生气通天论》中说："清静则肉腠闭拒，虽有大风苛毒，弗之能害。"保持思想宁静元虚，意志平和调顺，人体正气充盈，肌腠固密，即使有很强的致病因素作用，也不能侵害人体。反之，心躁乱而不静，则可能招灾致祸。现代生活中，人们往往因为各种原因导致生气，然而研究发现，生气对健康有八大损害。

（一）长色斑

生气时，血液大量涌向头部，因此血液中的氧气会减少，毒素增多。而毒素会刺激毛囊，引起毛囊周围程度不等的炎症，从而出现色斑问题。

建议：遇到不开心的事，可以做深吸气，双手平举，来调节身体状态，把毒素排出体外。

（二）脑细胞衰老加速

生气时，大量血液涌向大脑，会使脑血管的压力增加。这时血液中含有的毒素最多，氧气最少，对脑细胞来说不亚于一剂"毒药"。

建议：同上一条建议。

（三）易患胃溃疡

生气会引起交感神经兴奋，并直接作用于心脏和血管上，使胃肠中的血流量减少，蠕动减慢，食欲变差，严重时还会引起胃溃疡。

建议：每天多按摩胃部，缓解不适。

（四）导致心肌缺氧

当大量的血液冲向大脑和面部时，会导致供应给心脏的血液量减少，进而引发心肌缺氧。心脏为了满足身体需要，只好加倍工作，心跳变得更加不规律，增加了心脏疾病的风险，甚至引发致命后果。

建议：尽量微笑，并回忆愉快的事，可以令心脏跳动恢复节奏，血液流动趋于均匀。

（五）伤肝

生气时，人体会分泌一种叫“儿茶酚胺”的物质，作用于中枢神经系统，使血糖升高，脂肪酸分解加强，血液和肝细胞内的毒素相应增加。

建议：生气时喝杯水。水能促进体内的游离脂肪酸排出，减少毒性。

（六）引发甲亢

生气会令内分泌系统紊乱，使甲状腺分泌的激素增加，久而久之会引发甲亢。

建议：放松，坐下，闭眼，做深吸气。

（七）伤肺

情绪冲动时，呼吸就会急促，甚至出现过度换气的现象。肺泡不停扩张，没时间收缩，也就得不到应有的放松和休息，从而危害肺的健康。

建议：专注、深而缓慢地呼吸 5 次，让肺泡得到休息。

（八）损伤免疫系统

生气时，大脑会命令身体制造一种由胆固醇转化而来的皮质固醇。这种物质如果在体内积累过多，就会阻碍免疫细胞的运作，可使身体的抵抗力下降。

建议：回忆自己做过的好事，尽量平和心态。

老年人“三不看”

（一）不往前看

老年人如果一味地向前看，看到的是步履蹒跚的衰老，辗转病榻的疾患，形灭神灭的死亡，继而会生出许多悲伤来，更对身体健康不利。

（二）不往后看

人在过去身心或多或少都会受到一定程度的伤害，在进入心理脆弱的老年期后，如果仍时不时地“回首悲凉”，必然会陷入凄凄然而不能自拔之中，最终危及健康。

（三）不往左右看

如今年轻的在职者工资、福利大多比老年人好，老年人闻此要内心坦然，否则一看一比，如若发生幽怨和烦恼，将使身心受损。

笑也会带来麻烦

《黄帝内经》中提出“中正平和”的养生观点，现代人为了缓解生活中的压力，总在想方设法找乐子，以图开怀大笑，殊不知笑也不可过啊！

常言道：“笑一笑，十年少。”笑可牵动全身主要神经和数十块肌肉，能够行气活血，增进脏腑功能，防病祛疾，消除疲劳，使人轻松愉快，对健康十分有益。但是，笑得过度也会给健康带来麻烦。

大笑会引起心态情绪发生较大变化，使人的呼吸、血液、内分泌及各脏腑功能出现异常或较剧烈的变化。对于健康人来说，大笑不会有什么问题，但对有潜在疾病或特殊情况的人，大笑可能有危害。

（一）不宜大笑的人群

（1）高血压患者。高血压患者若放声大笑，会引起血压骤升，易诱发脑出血。

（2）脑血管病患者。如果脑血管病患者正处于恢复期，大笑会导致病情反复。

（3）刚做完外科手术的患者。特别是胸腔手术后不久的患者，大笑会影响伤口的愈合，还会使疼痛加剧。

（4）疝气患者。疝气患者经常大笑可使腹腔内压增加，导致疝囊增大，使病情加重。

（5）心肌炎患者。大笑会加剧心肌缺血，引起心力衰竭甚至猝死。

（6）孕妇。孕妇大笑时腹腔内压增大，易导致流产或早产。

（二）不宜大笑的情况

（1）进食或饮水时。大笑易使食物或水进入气管，导致剧烈咳嗽或窒息。特别是儿童，更容易出现这种情况，因此在孩子吃东西或喝水时，千万不能逗他们大笑。

（2）饱食之后。吃得很饱后大笑，易诱发阑尾炎或肠扭转等疾病。

夏天发怒是最忌讳的事

春天和夏天是一个顺应、承接的关系。一方面表现在时令上的顺承上，另一方面表现在人体气机的顺承上。《黄帝内经》里说："春夏养阳。"就是因为阳气从春天开始生发，为少阳，到了夏天便发展成一种规模宏大的样子，属太阳。所悟万物都是一种欣欣向荣后的"华英成秀"。

这个时候，人体的气机需要发泄。春天的时候一般不用"发泄"这个字眼，而用"疏泄"，因为春天的阳气还是一种"懵懂"的样子，好似人生的青少年时期，需要一个渐渐苏醒的过程，所以春天时人们普遍的状态是微微出汗。而到了夏天，人的毛孔实际上已经彻底被打开，人体气机是一种向外发泄的状态。

对应到情志上，应该说人在夏天的情绪比春天更加容易起伏，所以应该学会克制，尤其是做到"使志勿怒"。因为怒气就是一团火气，它是往上走的，而夏天人的整个气机已经被打开，阳气升发最为盛大，这时生气，血随气升，很容易导致较为严重的疾病。

“大怒不止，则肝气上逆，见头晕胀痛、面红目赤；甚则肝血失常，并走于上，蒙蔽清窍，引起神昏暴厥。”这就是说，当你大怒时，你身体里的气血都往头上涌，能让你头晕目眩，严重者还会造成心脑血管爆裂，导致脑出血、脑血栓、心肌梗死等严重后果。其实即使你的怒火不发作出来，也同样具有危害：因为事实上你也在发怒，只不过怒不敢言，压在心中罢了。而对于那些长期搞谋略、策划及工于心计的朋友，长时间保持这样的状态，尤其是夏天压抑太久，轻则容易肝血亏虚，造成贫血，使肝的自身防御能力下降，易染甲肝、乙肝等传染性疾病，重则容易引起肝硬化、肝癌等不可挽回的疾病。

附录

由《黄帝内经》衍生的情志疗法

现在我们常用到一种情志疗法，叫情绪转移法，是从《黄帝内经》中衍生出来的智慧结晶。它旨在帮助人们从忧郁、孤独、悲痛、“七情”内伤等各种负面情绪中解脱出来，从而保护身心不受伤害。

当一个人为一件事闷闷不乐或者遭受不幸时，可以采取各种方法转移注意力、转变想法、调节情绪。例如，找家人或朋友聊聊天，逗逗孩子，看一场电影，到街上挤挤人流，甚至开始紧张的工作……

转移情绪法的方法很多，归纳如下。

（一）运动转移法

运动可使心率加快，促进血液循环，增加机体对氧气的吸收量，使大脑兴奋，所以运动可以起到消除不良情绪的作用。

（二）颜色转移法

如果产生烦躁和恼怒的情绪，就应避开红颜色；情绪抑郁时，要避开黑色或深蓝色，应多接触一些明快的暖色彩；情绪焦虑、紧张时，应多接触灰色、白色等冷色，可起到安定、镇静的作用。

（三）音乐转移法

当你的情绪不佳时，可以先听几段情调与你的情绪相同的音乐，接着再听一些情调与你的情绪相反的音乐。比如，当你感到悲伤时，你就先听几段悲伤的音乐，接着再听一些愉快的歌曲。这样，你的悲伤感就会消失。

（四）饮食转移法

科学研究发现，碳水化合物具有镇静的作用。这是因为碳水化合物可刺激大脑生产出一种具有镇静、弛缓作用的神经介质——5-羟色胺。因此，当你情绪紧张、焦虑或烦躁不安时，可食用玉米、马铃薯、面粉等；情绪低沉、精神抑郁时，可食用水生贝壳类动物以及鱼、鸡、瘦肉、黄豆等。

（五）阳光转移法

有些人一到冬天就会产生一种精神忧郁症，患有这种疾病的人，冬天应多进行室外活动，多晒太阳。

（六）加强思想品德修养

努力使自己成为思想高尚、宽厚、从容的人，以此来“淡泊”名利，“宽容”失意，积极主动地去开发自己生活中快乐的源泉。

（七）加强艺术修养

诗歌可以使人灵秀，才华横溢；绘画可以让人襟怀开阔，脱去胸中尘浊；书法可以叫人自然天真，心情如山花竞放、泉水流淌一样舒畅。而且艺术修养又与其他方面的修养关系甚为密切，大有启迪互补的作用。

（八）培养良好的爱好

爱好是人们在业余时间所喜欢做的任何事情。比如，有人喜欢饲养宠物、制作模型；有人爱好玩鸟、登山、种花、钓鱼、滑雪、溜冰、游泳；有人爱好绘画，愿意参加音乐会、演唱会，玩各种各样的乐器；还有一些人喜欢收集各种东西，从书到昆虫、贝壳以及邮票。总之，良好的修养可以使人的心理不断得到调节，胸怀开阔豁达，精神愉快振奋，感情丰富美好，可以使人有知识、有道德，使日子过得既充实又幸福。

以情制情法

以情制情法又叫情志制约法，创自于《黄帝内经》。以情制情法是根据情志及五脏间存在的阴阳五行生克原理，用互相制约、互相克制的情志，来转移和干扰原来对机体有害的情志，借以达到协调情志的目的。以情制情法的应用，我在前面也讲了一些案例，这里再给大家系统地讲一讲它的机制和方法。

（一）喜伤心者，以恐胜之

以恐胜之，又叫惊恐疗法。此情志疗法适用于神情亢奋、狂躁的病症。名医张子和在《儒门事亲》里曾记载了这样一个病例：有一位庄医师“治以喜乐之极而病者，在切其脉，为之失声，佯曰：吾取药去。数日更不来，于是病人便渐渐由怀疑不安而产生恐惧，又由恐惧产生悲哀，认为医生不再来是因自己患了重病。“病者悲泣，辞其亲友曰：吾不久矣！张知其将愈，慰之。”

这个病例说明了医生采取按脉失声与取药数日不至而取效，此即“恐胜喜”。

（二）思伤脾者，以怒胜之

以怒胜之，是利用发怒时肝气开发的作用，来解除体内气机之郁滞的一种疗法，它暂用于长期思虑不解，气结成疾或情绪异常低沉的病症。《儒门事亲》载：“一富家妇人，伤思虑过甚，二年不寐，无药可疗，其夫求戴人治之。戴人曰：‘两手脉俱缓，此脾受之也，脾主思故也。’乃与其丈，以怒而激之。多取其财，饮酒数日，不处一法而去。其人大怒汗出，是夜困眠，如此者，八、九日不寤，自是而食进，脉得其平。”

这个例子说明了思之过甚可以使人的行为和活动调节发生障碍，致正气不行而气结，或阴阳不调，阳亢不与阴交而不寐。当怒而激之时，逆上之气冲开了结聚之气，兴奋之阳因汗而泄，致阴阳平调而愈。

（三）悲伤心者，以喜胜之

以喜胜之，又称妄笑，可以治愈由于神伤而表现的抑郁、低沉的种种病症。在《医苑典故趣拾》中有这样一则笑话：清代有位巡按大人，郁郁寡欢，成天愁眉苦脸。家人特请名医诊治。当名医问完其病由后，按脉许久，竟诊断为“月经不调”。那位巡按大人听罢，嗤之以鼻，大笑不止，连连说道：我堂堂男子，焉能“月经不调”，真是荒唐到了极点。从此，每回忆及此事，他就大笑一番，乐而不止。不久，他的病就好了。

这是个典型的“喜胜悲”的例子，就是通过发自内心的笑来治愈悲伤的。

（四）恐伤肾者，以思胜之

以思胜之，主要是通过“思则气结”以收敛涣散的神气，使病人主动地排解不良情绪，以达到康复之目的。1985 年《山东中医杂志》载：张爱国医师治疗宋 ××，男 48 岁。患者平素健康，4 年前因母卒于冠心病而大悲哭之，渐觉心下痞闷，继则少寐心悸，多愁善感，肢软头昏而长休。延医多人，针药无功。此乃忧恐太过而造成志凝神聚的精神状态，宜疏利枢机。遂让其先看心脏病诊断标准，并假物设喻，剖析病例给以安慰，鼓励其从中摆脱出来。患者渐开悦色，疑云顿消。为持久地转移病痛，乃又教其睡前练八段锦，晨起练太极拳，精神体力日臻转佳，并于同年 5 月恢复工作。

此病例就是医生把事实、比喻和科学的分析结合起来，进行剖析，从而解开了病人的疑团，促进了康复。

（五）怒伤肝者，以悲胜之

以悲胜之，是根据“悲则气消”的作用，促使病人发生悲哀，达到康复身心目的的一类疗法。其对于消散内郁的结合和抑制亢奋的情绪有较好作用，最适于病人自觉以痛哭为快的病症。在《儒门事亲》中，就记载了一个关于“以悲胜之”疗法的精典案例。张子和治一妇人病，问病人：“你是不是总想大哭一场方才感到痛快？”妇人说：“是总想那样，我也不知道为什么。”张子和说：“这是由于你身体内肝气郁积，产生火热之邪，这邪气灼伤你的肺金，肺受到压制，没有地方发泄。而肺主悲伤之情，所以一哭出来就感到痛快。”于是，张子和鼓励病人尽量痛哭，其病得以康复。

此病例为木火灼伤肺金，肝肺气郁，故以哭出为快。还可让病人经常听一些节律低沉、凄切悲凉之曲，如蔡文姬的汉末古曲《小胡茄》、贺绿光的《天涯歌女》《四季歌》、黎锦光的《葬花》等，使人在悲哀的乐曲声中消除怒气，调节情绪。

喝茶养心，以心品茶

说到喝茶养心，我先给大家讲一个以品茶心退敌的故事，说明品茶心的力量。

日本一个贵族非常喜欢喝茶，家里专门请了一位技艺精湛的茶艺师泡茶喝。一天，主人带着茶艺师去京都办事。为了安全起见，茶艺师穿了一套武士的服装，这样别人就不敢招惹他了。没想到到了京都，一个浪人见他穿着武士装，非要和他比武。茶艺师就向京都一位有名的大武师请教。大武师就和茶艺师喝茶，并且请茶艺师泡茶。茶艺师用最好的山泉水煮水，取茶，洗茶，篦茶，滤茶，一丝不苟，就如平时做的那样。茶泡好后，他为自己和大武师各倒了一杯，恭敬地捧给大武师。

大武师喝过茶后，对茶艺师说："我只送你一句话，用你刚才品茶的心去面对你的对手。"茶艺师恍然大悟。他去赴那个浪人的比武之约。浪人说："开始吧，别浪费时间了。"茶艺师笑着说："不着急。"他双手取下帽子，端端正正地摆放在地上，然后脱下外套，将领口袖口折叠好，并压在帽子下面；再用绑带扎好袖口、裤脚，又紧了紧腰带，才算整束停当。整个过程，就像品茶一样，从容不迫，而且悠然地看着对方。那个浪人一开始还很淡定，渐渐地，他心里开始没底了，待到茶艺师拔出剑来，双手举过头顶，大喝一声，浪人早已失魂落魄，"扑通"一声跪下求饶。

从这位茶艺师身上，我们看到品茶之心的从容竟有如此的力量。而这种从容正是我们养生所需要的一种难得的心态。所以我说，在这个浮躁的时代里，泡茶、喝茶也许是最好的养心良方。

喝茶能养心，前提当然是要以心品茶，方得此中真味。古人喝茶，有"禅茶一味"之说，而且总少不了一棵千年古松，少不了一个童子煮茶，少不了一把抚琴相伴。品茶者，以天地为茶舍，以北斗为茶勺，以万象为侣，引清泉为知音。茶的味道弥散在空中，暗香悠远，沁人心脾。伴着幽幽的琴声，夹杂着木鱼的声声点点，品茶，参禅，孤高清远，不染纤尘，仿佛心灵得到一番净化。品茶者手捧茶杯，品味香、甜、苦、涩诸味，便有一种空灵玄妙深远的意境……

当然，这一种品茶说的是“琴棋书画诗酒茶”的茶，此茶可养心；还有一种是“柴米油盐酱醋茶”的茶，可满足人们“养身”的需求，比如解渴、提神、祛火、消食等。

养心和养身缺一不可。若说两者谁高谁低，我认为，和“养心”相比，养身反倒是其次了。因为养身先养心，心不静，则身无所养。而茶对人来说最大的价值就在于养心。一个人的心境直接或间接地影响到身体、气色和气质，当你为琐事烦扰，心绪不宁时，不如喝茶以涤烦。

养心之茶，需先以心来品。你若以浮躁之心品茶，再好的茶也不尝其味；你若能秉持一念清心，则必能品到茶的清香；你若用平和之心品茶，茶会回赠你百倍平和；你若能用无心之心品茶，那便到了“禅茶一味”的境界了。

唐朝杜荀鹤《茶诗》中有这样几句：“刳得心来忙处闲，闲中方寸阔于天。罢定磬敲松罅月，解眠茶煮石根泉。”大意是说人生在世为利而忙，应忙中偷闲，静下心来品品茶。心闲适了，那方寸大小的心便会比天空还广阔。鲁迅先生也曾说过："广州的茶清香可口，一杯在手，可以和朋友作半日谈。"这样的忙中抽闲品茶的心境，我们现代人也能做到，为了舒缓紧张、繁忙的生活和精神压力，也应该努力做到。

想品茶先平静心态，微闭着双眼品味茶香，是每个品茶者的习惯，可见心态对品茶来说是多么重要。以闲适、平和的心境品茶，自然能品到茶养生的真谛。以我多年喝茶的经验来看，用三种心去品茶，一定能品出茶的清香。多年来，我也一直是这么做的。

一是感恩心。用感恩的心品茶，这杯茶就不仅仅是一杯茶汤了，茶中充满了人文精神，充满了天地万物和谐相处、相互成就、共融共济的精神，能够化解戾气、发扬正气、成就和气。

二是分享心。用分享的心品茶，人间的恩恩怨怨都会像片片茶叶一样，把自身的芳香溶化到了洁净的淡水中，变成有益于彼此身心的醍醐甘露，人间的正气、和气就会在把盏相敬中得到提升。

三是结缘心。用结缘的心品茶，以茶汤同所有人结茶缘、结善缘、结法缘、结佛缘，让法的智慧、佛的慈悲、茶的香洁、善的和谐净化人生，祥和社会。

我有一群爱茶的朋友，我们常常在一起品茶，也总结出了品茶的三大乐趣，这里与大家分享。

一是独品得神。一个人面对青山绿水，或者处于高雅的茶室，通过品茗，心驰宏宇，神交自然，物我两忘，此一乐也。

二是对品得趣。两个知心朋友相对品茗，或无须多言即心有灵犀一点通，或推心置腹诉衷肠，此亦一乐也。

三是众品得慧。孔子曰：“三人行必有我师焉，”众人相聚品茶，互相交流，相互启迪，可以学到许多书本上学不到的知识，这同样是一大乐事。

我就在众品中受益匪浅，因为朋友来自五湖四海，每个人的观念和方法都不一样，而每个人都是乐于分享的人，向他们每人学一点，就可以收获多个不同的想法。正如英国大文豪萧伯纳所说，“你有一个苹果，我有一个苹果，我们交换后各自还是只有一个苹果；你有一种思想，我有一种思想，我们交换后每人就有两种思想。”所以，我建议大家常常和朋友们相聚，一起品茶、聊天，多沟通，多交换思想，这对大家是很有帮助的。

《黄帝内经》中的养生、祛病、延年真言

《黄帝内经》一开篇就讲养生之道，可见古人就非常重视人的生命的可贵，在如何呵护生命、提高生命质量、保健防病等养生方面提出了精辟的见解、原则和方法。

（一）法于阴阳，和于术数，食饮有节，起居有常，不妄作劳

《素问·上古天真论篇第一》说："上古之人，其知道者，法于阴阳，和于术数，食饮有节，起居有常，不妄作劳，故能形与神俱，而尽终其天年，度百岁乃去。今时之人不然也，以酒为浆，以妄为常，醉以入房，以欲竭其精，以耗散其真，不知持满，不时御神，务快其心，逆于生乐，起居无节，故半百而衰也。"

这就是说，在很早时期，那些懂得、明白保养生命、颐养生机方法的圣贤之人，能够适应天地自然、春夏秋冬阴阳变化的规律，并且能够顺应这些变化，而随时协调自己的养生方法和技巧。他们能够做到饮食有一定的节制，睡眠、起床和劳作有一定规律，既不过于操劳，

又避免过度的房事伤精，所以形体健壮，精力充沛，身心俱旺，协调统一，能延年益寿到自然赋予的年龄。

（二）恬淡虚无，真气从之，精神内守，病安从来

《素问·上古天真论篇第一》说："夫上古圣人之教下也，皆谓之虚邪贼风，避之有时，恬淡虚无，真气从之，精神内守，病安从来？是以志闲而少欲，心安而不惧，形劳而不倦，气从以顺，各从其欲，皆得所愿。"

这段话说得很深刻，古代深懂养生之道的人不仅自己能够合理地保养生命，而且还规劝教导世人皆要明白一些养生的道理，一是精神调养；二是顺应大自然的变化，特别是对虚邪贼风，也就是四时不正之气等外来致病因素，必须适时躲避防御。精神要舒畅，心情要宁静、安闲，无贪求妄想的不良意念，以达到使正气随着情绪安定而和顺调畅，精气与元神都能守持于体内而不耗散、不损伤，这样，疾病还会从哪里发生呢？

（三）提挈天地，把握阴阳，呼吸精气，独立守神

《素问·上古天真论篇第一》说："黄帝曰：余闻上古有真人者，提挈天地，把握阴阳，呼吸精气，独立守神，肌肉若一，故能寿敝天地，无有终时，此其道生。中古之时，有至人者，淳德全道，和于阴阳，调于四时，去世离俗，积精全神，游行天地之间，视听八达之外，

此盖益其寿命而强者也，亦归于真人。其次有圣人者，处天地之和，从八风之理，适嗜欲于世俗之间。无恚嗔之心，行不欲离于世，被服章，举不欲观于俗，外不劳形于事，内无思想之患，以恬愉为务，以自得为功，形体不敝，精神不散，亦可以百数。其次有贤人者，法则天地，像似日月，辨列星辰，逆从阴阳，分别四时，将从上古合同于道，亦可使益寿而有极时。”

这段话以修身养性功力的层次深浅，将知道、明道、有大智慧的人分为真人、至人、圣人、贤人。真人、至人、圣人、贤人就是因为能顺时养生，把握阴阳，所以都能长寿延年。

养心祛病趣谈

（一）古人养神诗趣谈

养神，是延年益寿的良方。

东晋名士陶渊明，有诗《饮酒》曰："采菊东篱下，悠然见南山。山气日夕佳，飞鸟相与还，此中有真意，欲辩已忘言。"这首典型的养神诗，反映了他远离尘嚣、恬静安谧、与世无争的田园生活。同时，诗中讴歌了能够陶冶情操、空气清新、风景优美的大自然。真是境与意会，物与心融，妙不可言！

陆游一生坎坷，却寿至85岁高龄。他对延年益寿的学问相当关注，饶有心得。诗云："吾身本无患，卫养在得宜。一毫不加谨，百疾所有滋。"他还经常劳动，以活跃身心、抵御衰老。诗云："八十身犹健，生涯学灌园。午窗无一事，梨枣弄诸孙。"陆游年老了，仍手不释卷："万卷古今消永日，一窗昏晓送流年。"真是"读书有味身忘老""无诗三日却增忧"。

唐代大诗人白居易，自号"乐天"，然而生逢乱世，他饱受折磨，致使病痛缠身，到了不惑之年，方知“不得长欢乐”，是“人生不满百”的原因，从而开始注重情志养生，“以道治心气，终岁得晏然”，逐渐变成了真正的“乐天派”人物。诗云：“始知年与貌，衰盛随忧乐”“不畏复不忧，是除老病药”。洋溢着诗人对待老与病的正确观念。“七旬才满冠已挂，半禄未及车先悬”，退休后，他生活清闲，致力于诗歌创作。“生事纵贫犹可过，风情虽老未全销”，正是其乐天精神的自我写照。

有“诗圣”之称的杜甫，其《江村》诗写道：“清江一曲抱村流，长夏江村事事幽。自去自来梁上燕，相亲相近水中鸥。老妻画纸为棋局，稚子敲针作钓钩。多病所须唯药物，微躯此外复何求。”指出人生病后，宜安下心来，专心致志治病。此外，还要从事一些有益于身体康复的活动，如下棋、钓鱼等，以静心宁神。

被誉为“一代文星兼寿星”的清代诗人袁枚，其诗“老行万里全凭胆，吟向千峰屡掉头。总觉名山似名士，不蒙一见不甘休”，道出了他之所以长寿，主要在于长期进行旅游活动，身体得到锻炼的结果。他“生于康熙，长于雍正，仕于乾隆，老于嘉庆”，终年82岁。故诗人蒋诗曾作“八十精神胜少年，登山足健踏云烟”的寿词以颂之。

（二）名人养生联撷趣

古往今来，有不少吟咏养生之道的名联佳对，它们不但赋予读者艺术享受和文化营养，而且是养生和益寿的良方。

清代名士张仲甫撰写过一副脍炙人口的养生联：“贪嗔痴，即君子三戒；定戒慧，通圣五经言。”此联把儒教的入世和佛经的出世兼收并蓄地合为一体。意思是说，佛教上讲的贪婪、嗔怒、愚痴和《论语》上讲的“君子有三戒”是一样的，只有务必戒除，才能益寿延年；而佛家所讲的则是坚持恪守，才能健康长寿。细细品味联语，颇具科学哲理，令人击掌称绝。

清代两江总督张之洞也撰写过一副养生名联：“无求便是安心法，不饱真为却病方。”此联与《尊生格言》中的“节食以去病，寡欲可延年”的养生经有异曲同工之妙，实为养生联中的佳品。

清代名人翟公栾曾自撰一副养生联：“静亦静动亦动，五脏克消失欲火；荣也忍辱也忍，生平不履于危机。”此联讲的是动静相宜、宠辱不惊的养生之道。对那些经常搅心伤神、容易动肝火之人，真可谓是一剂妙药良方：

“乾坤容我静，名利任人忙。”此联悬挂于浙江舟山普陀寺，与翟公栾佳联有异曲同工之妙，是名僧苏曼殊所撰写。

“你眉头着甚么焦，但能守分安贫，便收得和气一团，常向众人开笑口；我肚皮这般样大，总不愁穿虑吃，只讲个包罗万象，自然百事放宽心。”这则由清末四川江津才子钟云舫题于新都宝光寺的笑佛联，褒扬了笑的养生之功，寓意深沉，富于哲理。

冰心老人的养生方法就是：“事因知足心常乐，人到无求品自高。”此联阐述了“知足”“无求”亦能养生的道理，也是她高寿的经验总结，其寓意深远，值得品味。

著名书法家费新我自题养生联云：“勤劳艰忍，积极乐观，为身心自强要道；美景天籁，阳光清气，乃造化所赐补方。”上联于朴实言词中透出勃勃生机，下联从幽雅意境里显现造化神功，实为难得的一副养生佳对。

在我国博大精深的对联艺术中，不乏吟咏养生之道的佳对妙联，如果能按照这些佳对妙联的内容去做，对身心健康是很有益处的。

参考文献

1. 韩珊珊，王会军 . 黄帝内经智慧养生 . 中国纺织出版社，2010，2

2. 曾培杰，陈创涛 . 告诉你疾病真相——中医给你的养生忠告 . 人民军医出版社，2014，11

3. 段学忠 . 中老年自我治病小偏方 . 化学工业出版社，2014，11

4. 郝万山 . 不生气就不生病 . 化学工业出版社，2014，11

5. 吴海云 . 交个医生做朋友 . 世界出版社，2007，2

6. 朱宏 . 大病都有小信号 . 湖南科学技术出版社，2019，5

7. 赵青 . 小方治大病 . 江西科学技术出版社，2020，5

8. 大隐 . 如皋长寿方案 . 江苏文艺出版社，2008，1

9. 周芳 . 换种活法 . 中医古籍出版社，2018，9